著者——

汉·张仲景

外台本《伤寒杂病论》
病源本《伤寒论》
淳化本《伤寒论》

U0295901

《伤寒论》研究系列丛书

《伤寒论》版本专辑

主编 刘星

山西出版传媒集团
山西科学技术出版社

图书在版编目（CIP）数据

　　外台本《伤寒杂病论》　病源本《伤寒论》　淳化本
《伤寒论》：《伤寒论》研究系列丛书《伤寒论》版本专辑 / 刘星主编
—太原：山西科学技术出版社，2024.8
　　ISBN 978-7-5377-6373-8

　　Ⅰ.①外… Ⅱ.①刘… Ⅲ.①《伤寒论》Ⅳ.
① R222.2

　　中国国家版本馆 CIP 数据核字 (2024) 第 065220 号

《伤寒论》研究系列丛书
《伤寒论》版本专辑

外台本《伤寒杂病论》　病源本《伤寒论》　淳化本《伤寒论》
WAITAI BEN《SHANGHAN ZABINGLUN》 BINGYUAN BEN《SHANGHANLUN》 ZHUNHUA BEN《SHANGHANLUN》

出　版　人　阎文凯
主　　　编　刘　星
著　　　者　汉·张仲景
责 任 编 辑　张延河
封 面 设 计　吕雁军

出 版 发 行　山西出版传媒集团·山西科学技术出版社
　　　　　　　地址：太原市建设南路 21 号　邮编　030012
编辑部电话　0351-4922135
发行部电话　0351-4922121
经　　　销　各地新华书店
印　　　刷　山西人民印刷有限责任公司

开　　　本　880mm×1230mm　　1/32
印　　　张　7.125
字　　　数　124 千字
版　　　次　2024 年 8 月第 1 版
印　　　次　2024 年 8 月山西第 1 次印刷
书　　　号　ISBN 978-7-5377-6373-8
定　　　价　39.00 元

《伤寒论》研究系列丛书
编委会名单

高　爽　高建中　黄　颖　曹　霞　梁　琦
梁宝珠　梁晓崴　彭　涛　韩　娟　窦志芳
潘秋平　燕　茹

编写单位

北京中医药大学　上海中医药大学
广州中医药大学　成都中医药大学
湖北中医药大学　甘肃中医药大学
辽宁中医药大学　山西中医药大学

前 言

《伤寒论》是我国第一部理法方药完备、理论联系实际的古典医著，为中医学四大经典之一，是历代医家临证之圭臬，是后世临证医学的基石。《伤寒论》在诊断、治疗、方剂学等方面，都具有卓越的成就和贡献，是中医诊断、治疗的综合大纲，不仅为中医治疗外感疾病提供了规律性的法则，而且为中医临床各科提供了辨证治疗的规律，对后世医学的发展起了重要作用。《伤寒论》中记载的方剂具有组方严谨、配伍合理、用药精湛、疗效卓著的特点，历经两千年而昌盛不衰，被后人尊称为"仲景方""众方之祖""方书之祖""医方之祖""众方之宗""经方"，"如日月之光华，旦而复旦，万古常明"（清·喻嘉言），至今仍广泛应用于临床各科。可以说，《伤寒论》是中医工作者的必读之书，甚至是必背之书。

《伤寒论》的作者是东汉末年著名的医学家张仲景。

张仲景（150~219年），名机，字仲景，南阳涅阳县（今河南省邓州市穰东镇张寨村）人，被后人尊称为"医圣"。

公元 200 年前后，张仲景编著的《伤寒杂病论》（或《伤寒卒病论》）问世了。张仲景去世后不久，东汉至魏晋的医学家王叔和将他搜集到的《伤寒杂病论》进行了 3 次撰次，并把《伤寒杂病论》中伤寒、痉、湿、暍、霍乱等内容整理为《伤寒论》。

千百年来，在《伤寒论》的传承过程中，不仅《伤寒论》的版本较多，而且学习和研究《伤寒论》的著作也较多。文献资料显示，历代有关《伤寒论》的著作在 2 250 种以上（包括日本存世书目 330 种），存世书目在 1 580 种以上，但是确有学习和研究价值的图书不过一百余种。由于学术师承的关系，许多《伤寒论》类图书在学术观点、内容上相互重复，甚至剽窃、抄袭的现象十分严重，所以，相当一部分《伤寒论》类图书根本没有出版价值。虽然中华人民共和国成立以后，有关《伤寒论》的著作有很多已经或正在陆续出版，但是至今没有人系统研究和出版过这些著作，因而对学习和研究《伤寒论》都缺乏指导意义。

为了给读者学习和研究《伤寒论》提供完整的文献和资料，我们将确有学习和研究价值的有关《伤寒论》的著作划分为 12 个专辑，《张仲景〈伤寒论〉版本专辑》即是其中的一个专辑。

本书介绍的《伤寒论》版本分别为《脉经本〈伤寒论〉》《敦煌本〈伤寒论〉（残卷）》《唐本〈伤寒

论〉》《千金要方本〈伤寒论〉》《外台本〈伤寒杂病论〉》《病源本〈伤寒论〉》《淳化本〈伤寒论〉》《金匮玉函经》《宋本〈伤寒论〉》《注解伤寒论》《涪陵古本〈伤寒杂病论〉》《长沙古本〈伤寒杂病论〉》《桂林古本〈伤寒杂病论〉》《康治本〈伤寒论〉》《康平本〈伤寒论〉》等。

本书在每一种《伤寒论》版本之前都列有"导读"，供读者参考学习。

本书对每一种《伤寒论》版本都进行了点校，参考了众多学者的研究成果，在此向他们表示最衷心的感谢！

由于作者水平所限，本书可能还有这样或那样的不足，敬请同仁不吝赐教。

本书付梓之际，本书顾问钱超尘先生及总主编郝印卿先生已经离开我们了，但他们的教导犹在耳边，他们的学术思想将永远指引着我们前进。

凡　例

一、本书校勘所参考的底本及主校本在各版本的"导读"中已有说明。

二、原书中的缺字或字迹模糊无法辨认者，均用"□"替代。

三、原书中繁体字、俗体字、异体字一律改为通用简体字；讹字改正；个别不明音义者，不作改动，待考。

四、为保留版本原貌，原书内容不作改动，仅因排版等需要分了必要的自然段。

五、原书为竖排本，今改为横排本。

六、原书中"右×味"一律改为"上×味"。

七、原书中的"譛""虵""煖""蔯""裩"，各改为"谮""蜩""暖""陈""裈"；"舌胎"统一改为"舌苔"；"失气"统一改为"矢气"；"蘗""檗"统一改为"柏"；"杏人"统一改为"杏仁"；"麻人"统一改为"麻仁"；"芒消"统一改为"芒硝"；"栝蒌""瓜蒌"统一改为"栝楼"；"八节"统一改为"八髎";"藏府"统一改为"脏腑";"旋复"统一改为"旋覆";"甘烂水"统一改为"甘澜水"等。

八、原书没有标点,现添加新式标点。

九、本书保留了原书的序文。

十、有些版本为了查阅方便,按照顺序对条文进行了编号。

总　目

外台本《伤寒杂病论》

汉·张仲景 著

唐·王焘 辑

导 读

　　《外台本〈伤寒杂病论〉》，又称《王焘本〈伤寒杂病论〉》，是从王焘所著《外台秘要方》（又名《外台秘要》《外台秘方》《外台方》《外台》）中辑录出的张仲景文献。有学者推测，《外台秘要方》所引据的《伤寒杂病论》内容可能是《伤寒杂病论》的另外一个版本，并非得自王叔和所传。因此，要了解《伤寒杂病论》的原貌，《外台秘要方》是不可或缺之书。

　　王焘，今陕西省宝鸡市眉县人，生于唐高宗天皇大圣大弘孝皇帝咸亨元年（670年），卒于唐玄宗至道大圣大明孝皇帝天宝十四年（755年），是唐代著名的医学家。王焘所著的《外台秘要方》颇为后人称赞。

　　《外台秘要方》成书于唐玄宗天宝十一年（752年），共40卷，分1 104门（据现存本，核实得1 048门，似有佚失）。各门记述先论后方，秩序井然，即先引用前人的著述说明疾病的机理，接着大量引载隋唐及其以前历代医家的方药。《外台秘要方》所引用的医学文献全部注明了出处，不但保留了这些文献资料的原始面貌，而且还保存下来一定数量的古医书佚文，因而具有十分重要的学术价值。

《外台秘要方》成书后的 300 多年间，主要靠传抄流传，到北宋熙宁二年（1069 年）才由政府设立的校正医书局校正后第一次刻板刊行（宋熙宁初刻本），北宋大观年间又进行了第二次翻刻，南宋绍兴年间则进行了第三次翻刻。到了明代末期，新安程衍道（敬通）将所购"讹缺颇多"的《外台秘要方》写本经 10 年努力，重新进行了校订刊刻（俗称程本）。此后，中国、日本的刻本多以程本为底本，程本成为影响较大、流通较广的版本。由于程本所据为坊间写本，错讹颇多，所以访求存世的宋刻本成为诸多医家的愿望。18 世纪到 19 世纪间，日本学者多纪元坚等收集到宋本（两部残本、一部足本，足本从中国带至日本）《外台秘要方》，经过校订，"影写二部"（江户影宋精抄本）。这两部影宋精抄本，现一部藏于日本国立公文书馆，另一部藏于中国台北故宫博物院。其实，现在存世的《外台秘要方》宋刻本残卷还有多种，中国内地及中国台湾、日本都有收藏。但保存完整的只有日本静嘉堂藏本（南宋刻本）。此本 20 世纪初从中国传入日本，多纪元坚当时并不知道此本存世。

《外台秘要方》引用张仲景文献的条文很多，这些内容散见于《外台秘要方》的多卷之中，引用的方法多为两类：一类为直接引用，多以"仲景《伤寒论》""张仲景《伤寒论》""仲景论""张仲景曰""仲景曰"等署名方式引用；二为间接引用，引自六朝、隋唐医家著作，但在注文中提示"仲景同"等文字加以说明。将这些内容辑录在一起，即《外台本〈伤寒杂病论〉》。

《外台本〈伤寒杂病论〉》，比定型于宋代的《伤寒论》《金匮要略》约早 300 年，因此较多地保存了张仲景《伤寒杂病论》的原貌。

本书以日本静嘉堂藏本（南宋刻本）《外台秘要方》为底本，以日本江户影宋精抄本《外台秘要方》为参校本。

《外台秘要方》序

唐银青光禄大夫使持节邺郡诸军事兼守刺史上柱国清源县开国伯王焘撰

　　昔者农皇之治天下也，尝百药，立九候，以正阴阳之变诊，以救性命之昏札，俾厥土宇用能康宁，广矣哉。洎周之王，亦有冢卿，格于医道，掌其政令，聚毒药以供其事焉，岁终稽考而制其食，十全为上，失四下之。我国家率由兹典，动取厥中，置医学，颁良方，亦所以极元气之和也。夫圣人之德，又何以加于此乎？故三代常道，百王不易，又所从来者远矣。自雷、岐、仓、缓之作，彭、扁、华、张之起，迨兹厥后，仁贤间出，岁且数千，方逾万卷，专车之不受，广厦之不容，然而载祀绵远，简编亏替，所详者虽广，所略者或深，讨简则功倍力烦，取舍则论甘忌苦，永言笔削，未暇尸之。

　　余幼多疾病，长好医术，遭逢有道，遂蹑亨衢，七登南宫，两拜东掖，便繁台阁二十余载，久知弘文馆图籍方书等，繇是睹奥升堂，皆探其秘要。以婚姻之故，贬守房陵，量移大宁郡，提携江上，冒犯蒸暑，自南徂北，既僻且陋，染瘴婴痢，十有六七，死生契阔，不可问天，赖有经方仅得存者，神功妙用，固难称述，遂发愤刊削，庶几一隅。凡古方纂得五六十家，新撰者向数千百卷，皆研其总领，核其指归，近代释僧深、崔尚书、孙处士、张文仲、孟同州、许仁则、吴升等十数家，皆有编录，并行于代，美则美矣，而未尽善。何者？各擅风流，递相矛盾，或篇目重杂，或商较繁芜。今并味精英，钤其要妙，俾夜作昼，经之营之，捐众贤之砂砾，掇群才之翠羽，皆出入再三，伏念旬岁，上自炎昊，迄于圣唐，括囊遗阙，稽考隐秘，不愧尽心焉。

客有见余此方曰：嘻，博哉！学乃至于此邪？余答之曰：吾所好者寿也，岂进于学哉？至于遁天倍情，悬解先觉，吾常闻之矣。投药治疾，庶几有瘳乎？又谓余曰：禀生受形，咸有定分，药石其如命何？吾甚非之，请论其目。夫喜怒不节，饥饱失常，嗜欲攻中，寒温伤外，如此之患，岂由天乎？夫为人臣，为人子，自家刑国，由近兼远，何谈之容易哉？则圣人不合启金滕，贤者曷为条玉版，斯言之玷，窃为吾子羞之。客曰：唯唯。呜呼！齐梁之间，不明医术者，不得为孝子，鲁、闵之行，宜其用心。若不能精究病源，深

探方论，虽百医守疾，众药聚门，适足多疑，而不能
一愈之也。主上尊贤重道，养寿祈年，故张、王、李
等数先生继入，皆钦风请益，贵而遵之，故鸿宝金匮、
青囊绿帙，往往而有，则知日月所照者远，圣人所感
者深，至于啬神养和、沐老补病者，可得闻见也。余
敢采而录之，则古所未有，今并缮缉，而能事毕矣。
若乃分天地至数，别阴阳至候，气有余则和其经渠以
安之，志不足则补其复溜以养之，溶溶波波，调上调
下。吾闻其语矣，未遇其人也。不诬方将，请俟来哲。

　　其方凡四十卷，名曰《外台秘要方》，非敢传之都
邑，且欲施于后贤，如或询谋，亦所不隐。

　　是岁天宝十一载，岁在执徐，月之哉生明者也。

目 录

卷一

（1）《阴阳大论》云：春气温和，夏气暑热，秋气清凉，冬气凛冽。此则四时正气之序也。冬时严寒，万类深藏，君子周密，则不伤于寒。触冒之者乃名伤寒耳。其伤于四时之气，皆能为病，以至春变为温病，至夏变为暑病。暑病者，热极重于温也。是以辛苦之人，春夏多温热病者，皆由冬时触冒寒冷之所致，非时行之气也。凡时行者，春时应暖而反大寒，夏时应热而反大冷，秋时应凉而反大热，冬时应寒而反大温，此非其时而有其气，是以一岁之中长幼之病多相似者，此则时行之气也。［仲景同］

（2）王叔和曰：伤寒之病，逐日浅深，以施方治。今世人得伤寒，或始不早治，或治不对病，或日数久淹，困乃告医。医又不知次第而治之，则不中病。皆以临时消息制方，无不效也。今搜探仲景旧论，录其证候、诊脉声色、对病真方有神验者，拟防世急也。又土地高下，寒温不同，物性刚柔，餐居亦异。是故黄帝兴四方之问，岐伯举四治之能，以训后贤，开其未悟，临病之工，宜须两审也。

（3）又曰：夫表和里病［一作"阳盛阴虚"］，下之而愈，汗之则死；里和表病［一作"阳虚阴盛"］，汗之而愈，下之则死。夫如是，则神丹不可以误发，甘遂何可以妄攻？表里之治，相背千里，吉凶之机，应若影响。然则桂枝下咽，表和则毙，［桂枝汤在此卷，仲景曰：数部中桂枝等五味者是也］承气入胃，里平则亡。此表里虚实之交错，其候至微；发汗吐下之相反，其祸至速。而医术浅狭，为治乃误，使病者陨没，自谓其分，至令冤魂塞于冥路，死尸盈于旷野，仁者鉴此，岂不痛欤！

（4）又凡两感病俱作，治有先后，发表攻里，本自不同，而执迷妄意者，乃云神丹、甘遂合而服之，且解其外，又除其内。言巧似是，于理实违。安危之变，岂可诡哉！夫病发热而恶寒者，发于阳；无热而恶寒者，发于阴。发于阳者可攻其外；发于阴者宜温其内。发表以桂枝；温里以四逆。

（5）华佗曰：夫伤寒始得，一日在皮，当摩膏火灸即愈。若不解者，至二日在肤，可法针，服解肌散发汗，汗出即愈。若不解者，至三日在肌，复一发汗则愈。若不解者，止，勿复发汗也。至四日在胸，宜服藜芦丸，微吐则愈。若病困，藜芦丸不能吐者，服小豆瓜蒂散，吐之则愈。视病尚未醒，醒者复一法针之。

五日在腹，六日入胃，入胃则可下也。若热毒在胃外，未入于胃，而先下之者，其热乘虚便入胃，则烂胃也。然热入胃病，要当须复下去之，不得留于胃中也。胃若实热致此为病，三死一生，此辈皆多不愈。胃虚热入，烂胃也。其热微者，赤斑出；剧者黑斑出。赤斑出者，五死一生；黑斑出者，十死一生。但论人有强弱，病有难易，功效相倍耳。病者过日，不以时下之，热不得泻，亦胃烂斑出矣。

若得病无热，但狂言，烦躁不安，精彩言语与人不相主当者，勿以火迫之，但以五苓散一方寸匕，水和服之。当以新汲井水，强饮一升许，若一升半，可至二升益佳。令以指刺喉中，吐之，病随手愈。不即吐者，此病辈多不善，勿强与水，水停即结心下也。当更以余药吐之，皆令相主当者，不尔即危。若此病不急以猪苓散吐解之者，其死殆速耳。亦可先吐去毒物，及法针之尤佳。

又云：春夏无大吐下，秋冬无大发汗。发汗法，冬及始春大寒，宜服神丹丸，亦可膏摩火灸。若末春、夏月、初秋，凡此热月，不宜火灸，又不宜厚覆，宜服六物青散。若崔文行度障散，赤散，雪煎亦善，但单煮柴胡数两，伤寒、时行并可服也，不但一也。至再三发汗不解，当与汤。实者，转下之。其脉朝夕驶者，为实癖也。朝平夕驶者，非癖也。转下汤为可早与，但当少与，勿令下多耳，少与当数其间。

病有虚烦热者，与伤寒相似，然不恶寒，身不疼痛，故知非伤寒也，不可发汗。头不痛，脉不紧数，故知非里实也，不可下。如此内外皆不可攻，而师强攻之，必遂损竭多死矣。诸虚烦，但当行竹叶汤。若呕者，与橘皮汤。一剂不愈者，可重与也。此法官泰数用甚效。伤寒后虚烦，亦宜服此汤。[仲景同]

（6）仲景《伤寒论》：伤寒一二日，心中悸而烦，小建中汤主之方。

桂心三两　甘草二两，炙　生姜三两　大枣十二枚，擘　胶饴一升　芍药六两

上六味，切，以水七升，先煮五味，取三升，去滓，纳饴，更上火微煮，令消解，温服一升，日三服。如呕家，不可服建中汤，以甜故也。忌海藻、菘菜、生葱。[张仲景《伤寒论》"伤寒一二日内，麻黄汤主之"，此云"小建中汤"，非也。此方但治心中悸而烦]

（7）仲景《伤寒论》：疗太阳病三日，发其汗，病不解，蒸蒸发热者，属调胃承气汤方。

甘草三两，炙　芒硝半升　大黄四两

上三味，切，以水三升，煮二物，取一升，去滓，纳芒硝，更煮微沸。温温顿服，以调胃则愈。忌海藻、菘菜。[张仲景《伤寒论》"三日亦可服麻黄汤"，此云"调胃承气汤"，非也。此方但治三日发汗不解，

蒸蒸发热者]

（8）仲景《伤寒论》：伤寒四五日，身热恶风，颈项强，胁下满，手足温而渴者，小柴胡汤主之方。

柴胡半斤 栝楼根四两 桂心三两 黄芩二两 牡蛎二两 甘草二两，炙 干姜二两

上七味，切，以水一斗二升，煮取六升，去滓，更煎取三升，温服一升，日三服。初服微烦，温覆汗出者，便愈也。忌生葱、海藻、菘菜。[张仲景《伤寒论》名柴胡姜桂也，合用柴胡、人参、甘草、黄芩、半夏、生姜、大枣七味，小柴胡汤是也]

（9）仲景《伤寒论》：疗伤寒不大便六七日，头痛有热，与承气汤。其人小便反清者[一本作"大便反青"]，知不在里，仍在表也，当须发汗。若头痛者，必衄血，宜桂枝汤方。

桂枝汤方：

桂枝三两 芍药三两 甘草二两，炙 生姜三两 大枣十二枚，擘

上五味，切，以水七升，煮取三升，去滓。温服一升，须臾吃稀粥一升助药力，覆取微汗。忌生葱、海藻、菘菜。[张仲景《伤寒论》此方"六七日，病在表者，可服之"]

（10）又伤寒五六日，呕而发热者，柴胡汤证具，而以他药下之，柴胡证仍在，故可与柴胡汤，此虽已

下之，不为逆，必蒸蒸而振，却发热汗出而解。

（11）仲景《伤寒论》：疗伤寒八九日，风湿相搏，身体疼烦，不能自转侧，不呕不渴，下之脉浮虚而涩者，属桂枝附子汤。若大便鞕，小便自利者，附子白术汤方。

桂枝附子汤方：

桂心四两　附子三枚，炮，去皮，破　生姜三两　甘草二两，炙　大枣十二枚，擘

上五味，切，以水六升，煮取二升，去滓。温分三服。忌生葱、猪肉、海藻、菘菜。

附子白术汤方：

白术四两　大枣十二枚，擘　甘草二两，炙　生姜三两　附子三枚，炮，去皮，四破

上五味，切，以水六升，煮取二升，去滓，温分三服。初一服其人身如痹，半日许复服之，都尽。其人如冒状者勿怪，此以附子、术并走皮中，逐水气未除，故使人如冒状也。本云附子一枚，今加之二枚，名附子汤。忌生葱、猪肉、菘菜、海藻、桃李、雀肉等。［张仲景论法当加桂枝四两。此本一方二法，以大便鞕，小便自利，故去桂也；以大便不鞕，小便不利，当加桂。附子三枚，悉多也，虚弱家及产妇宜减服之。此二方但治风湿，非治伤寒也］

（12）仲景《伤寒论》：疗吐下之后，不大便五六

日至十余日，日晡所发潮热，不恶寒，独语如见鬼状，若剧者，发则不识人，循衣摸床，惕而不安，微喘，但发热讠严语者，属大承气汤方。

大黄四两，去皮　陈枳实五枚，炙　芒硝三合厚朴半斤

上四味，切，以水一斗，先煮二物，取五升，去滓，纳大黄，煮取二升，去滓，纳芒硝，煮一二沸，分为两服。初一服便得利者，止后服，不必尽剂。

（13）太阳病，过经十余日，及二三下之，后四五日，柴胡证仍在者，先与小柴胡汤。呕不止，心下急［一云"呕止小安"］，郁郁微烦者，为未解也，可与大柴胡汤，下之即愈方。

柴胡半斤　黄芩　芍药各三两　半夏半斤，水洗大枣十二枚，擘　生姜五两　枳实四枚，炙

上七味，切，以水一斗二升，煮至六升，去滓，更煎，取三升。温服一升，日三服。一方加大黄二两，今不加大黄，恐不名为大柴胡汤也。忌羊肉、饧。兼主天行。

（14）伤寒十三日不解，胸胁满而呕，日晡所发潮热，热毕而微利，此本柴胡证，下之不得利，今反利者，知医以丸药下之，此非其治也。潮热者，实也，先宜服小柴胡汤以解其外，后以柴胡加芒硝汤主之方。

柴胡二两十六铢　黄芩　人参　甘草炙　生姜各

一两　半夏五枚　大枣四枚，擘　芒硝二合

上八味，切，以水四升，煮七味，取二升，去滓，下芒硝，更上火煎一二沸，分为两服，未解更作。忌海藻、菘菜、羊肉、饧等。

（15）麻黄解肌汤，疗伤寒三四日，烦疼不解者方。

麻黄三两，去节　桂心二两　甘草一两，炙　杏仁七十枚，去皮、尖，碎

上四味，切，以水九升，先煮麻黄，减二升，掠去沫，乃纳诸药合煮，取二升半，绞去滓。分服八合，以汗出为度。忌海藻、菘菜、生葱。［本仲景麻黄汤］

（16）黄芩汤，疗伤寒六七日，发汗不解，呕逆下利，小便不利，胸胁痞满，微热而烦方。

黄芩　桂心各三两　茯苓四两　前胡八两　半夏半升，洗

上五味，切，以水一斗二升，煮取六升，分为六服，日三服，夜三服，间食生姜粥，投取小便利为瘥。忌羊肉、饧、生葱、酢物。

（17）石膏汤，疗伤寒病已八九日，三焦热，其脉滑数，昏愦，身体壮热，沉重拘挛。或时呼呻而已攻内，体犹沉重拘挛，由表未解，今直用解毒汤则挛急不瘥，直用汗药则毒因加剧，而方无表里疗者，意思以三黄汤以救其内，有所增加以解其外，故名石膏汤方。

石膏　黄连　黄柏　黄芩各二两　香豉一升，绵裹　栀子十枚，擘　麻黄三两，去节

上七味，切，以水一斗，煮取三升，分为三服，一日并服出汗。初服一剂小汗，其后更合一剂，分两日服。常令微汗出，拘挛烦愦即瘥。得数行利，心开令语，毒折也。忌猪肉、冷水。

（18）疗伤寒六七日，其人大下，寸脉沉迟，手足厥逆，下部脉不至，咽喉痛不利，唾脓血，泄利不止者，麻黄升麻汤方。

麻黄二两半，去节　升麻五分　当归五分　知母　葳蕤［一作"菖蒲"］　黄芩各三分　麦门冬去心［一作"天门冬"］　桂心　芍药　干姜　石膏碎　甘草炙　茯苓　白术各一分

上十四味，切，以水一斗，先煮麻黄，减二升，掠去上沫，纳诸药，煮取三升，去滓，温分三服。相去如炊三斗米顷，令尽汗出便愈。忌海藻、菘菜、生葱、醋、桃李、雀肉等。［此张仲景《伤寒论》方］

（19）疗伤寒七八日不解，默默烦闷，腹中有干粪，谵语，大柴胡汤方。

柴胡　半夏汤洗，各八两　生姜四两　知母　芍药　大黄　甘草炙　葳蕤各二两［一方加枳实四枚］黄芩二两

上九味，切，以水一斗，煮取三升，去滓。温服

一升，日三服。忌海藻、菘菜、羊肉、饧。

（20）疗伤寒热病十日以上，发汗不解，及吐下后诸热不除，及下利不止斑出方。

　　大青四两　甘草二两，炙　阿胶二两，炙，末
豉一升，绵裹

　　上四味，切，以水八升，煮二物，取三升半，去滓，纳豉，煮三沸，去滓，乃纳胶令烊。分温三服，欲尽更作，常使有余，渴者当饮，但除热、止吐下，无毒。忌海藻、菘菜。

（21）《千金》：治伤寒头痛项强，四肢烦疼，青膏方。

　　当归　芎䓖　吴茱萸　附子　乌头　莽草　蜀椒
各三两　白芷三两

　　上八味，切，以醇苦酒渍再宿，以猪脂四斤，缓火煎，候白芷色黄，绞去滓，以暖酒服枣核大三枚。日三服，取汗，不知稍增，可服可摩。如初得伤寒一日，苦头痛背强，宜摩之佳。忌猪肉。

（22）少阴病，得病二三日，口燥咽干，急下之，宜承气汤。

（23）少阴病，六七日，腹满不大便者，急下之，宜承气汤。

（24）阳明证，其人善忘，必有蓄血。所以然者，本有久瘀血，故令善忘，虽坚，大便反易，色必黑，

宜抵当汤下之。

（25）伤寒有热，而少腹满，应小便不利，今反利者，此为有血，不可余药，宜抵当丸。

（26）太阳病，身黄，脉沉结，少腹坚，小便不利者，此为无血也。小便自利，其人如狂者，血证谛也，宜抵当汤下之。

（27）阳明病，脉迟，虽汗出不恶寒，体必重，短气，腹满而喘，有潮热者，此外欲解，可攻里也。手足漐然汗出者，此为大便已坚，宜承气汤主之。若汗多，而微发热恶寒，为外未解，宜桂枝汤。其热不潮，未可与承气汤。若腹大满，不大便，可少与承气汤，微和其胃气，勿令至大下。

（28）阳明病，潮热，微坚者可与承气汤，不坚者勿与之。若不大便六七日，恐胃中有燥粪，欲知之法，可与小承气汤。若腹中转矢气者，为有燥粪，乃可攻之。若不转矢气者，此为但头坚，后溏，不可攻之，攻之必胀满，不能食。欲饮水者即哕。其后发热者，必复坚，与小承气汤和之，不转矢气者，慎不可攻之。

（29）夫实则谵语，虚则郑声。郑声，重语也。直视谵语，喘满者死。若下利者，亦死。

（30）伤寒四五日，脉沉喘满，沉为在里，而反发汗，津液越出，大便为难，表虚里实，久则谵语。

承气汤方：

枳实五枚，陈者，炙　大黄四两　芒硝三合　厚朴半斤

上四味，切，以水一斗，先煮二味，取五升，纳大黄，更煮取二升，去滓，纳芒硝，更上微火一两沸。分温再服，得下，余勿服也。

（31）小承气汤方：

大黄四两　厚朴二两，炙　枳实大者三枚，炙

上三味，切，以水四升，煮取一升二合，去滓。分温再服。若一服得利，谵语止，勿服之也。

（32）又抵当丸方：

水蛭二十枚，熬　桃仁二十五枚，去皮、尖、双仁　虻虫二十枚，去足、翅，熬　大黄三两

上四味，末，下筛，合，分为四丸，以水一升，煮一丸，取七合。顿服，晬时当下血，不下仍须服之，取血下为效。

（33）又抵当汤方：

水蛭熬　虻虫去足、翅，熬，各三十枚　桃仁二十枚，去皮、两仁　大黄三两

上四味，切，以水五升，煮取三升。分为三服，不下更服。

（34）疗伤寒头痛壮热，百节疼痛汤方。

柴胡　芍药　大青　知母　栀子各四两　升麻　黄芩　杏仁去双仁、皮、尖，各三两　香豉一升，绵

裹　石膏八两，碎

上十味，切，以水九升，煮取二升七合，分三服。若热盛者，加大黄四两。

（35）《千金翼》：疗少阴病一二日，口中和，其背恶寒者，当灸之，服附子汤方。

大附子二枚，炮　茯苓　芍药各三两　人参二两白术四两

上五味，切，以水八升，煮取三升。温服一升，日三服。忌猪肉、桃李、雀肉、酢。

（36）疗少阴病，二三日咽痛者，可与甘草汤，不瘥，可与桔梗汤方。

甘草汤方：

甘草二两

上一味，切，以水三升，煮取一升半。服七合，日三服，忌海藻、菘菜。

（37）桔梗汤方：

大桔梗一两　甘草二两，炙

上二味，切，以水三升，煮取一升，分两服。吐脓血矣。忌猪肉、海藻、菘菜。

（38）疗少阴病，二三日至四五日腹痛，小便不利，下利不止，而便脓血。

桃花汤方：

赤石脂一斤（一半全用，绵裹；一半筛末）　干姜

一两，切　粳米一升

上三味，以水七升，煮取米熟，去滓。取七合，纳赤石脂末一方寸匕，日三服。[《伤寒论》同]

（39）疗少阴病得之二三日以上，心中烦，不得卧者，黄连阿胶汤主之方。

黄连四两　黄芩一两　鸡子中黄二枚　芍药二两阿胶三两［一云"三片"］，炙

上五味，切，以水六升，先煮三味，取二升，去滓，纳阿胶煮烊尽，小冷，纳鸡子黄，搅令相得。温服七合，日三服。忌猪肉、冷水。

（40）疗伤寒五六日，中风，往来寒热，胸胁苦满，嘿嘿不欲饮食，心烦喜呕，或胸中烦而不呕，或渴，或腹中痛，或胁下痞坚，或心下卒悸，小便不利，或不渴，外有微热或咳。

小柴胡汤方：

柴胡八两　半夏半斤，洗　生姜　黄芩　人参甘草炙各三两　大枣十二枚，擘

上七味，切，以水一斗二升，煮取六升，去滓，更煎取三升。温服一升，日三服。但胸中烦而不呕者，去半夏、人参，加栝楼实一枚；若渴者，去半夏，加人参，合前成四两半，栝楼根四两；若腹中痛者，去黄芩，加芍药三两；若胁下痞坚者，去大枣，加牡蛎六两；若心下卒悸，小便不利者，去黄芩，加茯苓四

两；若不渴，外有微热者，去人参，加桂心三两，温覆取微汗；若咳者，去人参、大枣、生姜，加五味子半升、干姜二两。忌羊肉、饧、海藻、菘菜。

（41）疗伤寒五六日，大下之后，身热不去，心中结痛，此为未解。

栀子豉汤方：

肥栀子十四枚，擘　香豉四合，绵裹

上二味，以水四升，先煮栀子，取二升半，去滓，纳豉，更煮取一升半，去滓。温分再服，若一服得吐，余更勿服之。若呕者，后栀子加生姜汤。[《伤寒论》《备急》同。《伤寒》兼疗不得眠]

（42）栀子生姜汤方：

肥栀子十四枚，擘　香豉四合　生姜五两，切

上三味，以水四升，煮栀子、生姜，取二升半，去滓，纳豉，更煮取一升半，去滓。温分再服，若一服安，即勿服。[《伤寒论》同。并疗虚烦不得眠耳]

（43）伤寒六七日，结胸热实，其脉沉紧，心下痛，按之如石坚，宜陷胸汤主之方。

大黄六两，切　甘遂末一钱匕　芒硝一升

上三味，以水六升，先煮大黄，取二升，去滓，纳芒硝，煮一二沸，乃纳甘遂末。温分再服，得快利，止后服。

（44）伤寒若吐、若下后，七八日不解，热结在里，

表里俱热，时时恶风，大渴，舌上干燥而烦，欲饮水数升者，白虎汤主之。

（45）诸亡血家，不可与白虎汤，虚者亦不可与，卒得之腹痛而利者，但可温之。

（46）伤寒无大热，而口干渴，心烦，其背微恶寒者，白虎汤主之。

（47）伤寒脉浮，发热无汗，其表不解者，不可与白虎汤。渴欲饮水，无表证者，白虎汤主之方。

　知母六两　石膏一升，碎，绵裹　甘草三两，炙
粳米六合

上四味，切，以水一斗二升，煮取米熟，去米纳药，煮取六升，去滓，分六服，日三服。忌海藻、菘菜。[《伤寒论》同]

（48）又白虎汤方：

　石膏　粳米各一升　知母六两　人参三两　甘草二两，炙

上五味，切，以水一斗二升，煮米熟，纳药，煮取六升，去滓，分服一升，日三服。此方立秋后、立春前，不可行白虎汤，正二三月时尚冷，亦不可与服。与之则呕利而腹痛。忌海藻、菘菜。

（49）疗伤寒八九日，下之，后胸满烦惊，小便不利，谵语，一身尽重，不可转侧，柴胡加龙骨牡蛎汤方。

　　柴胡四两　黄芩　生姜　龙骨　人参　牡蛎熬
铅丹　桂心　茯苓各一两半　半夏二合半，汤洗　大
枣六枚，擘　大黄二两

　　上十二味，切，以水八升，煮取四升，纳大黄，
切如博棋子，煮取二升，去滓。温分再服。忌羊肉、
饧、生葱、酢物。

　　（50）阳明病，发热而汗出，此为热越，不能发黄
也。但头汗出，其身无有，剂颈而还，小便不利，渴
引水浆，此为瘀热在里，身必发黄，宜服茵陈汤方。

　　茵陈六两　大肥栀子十四枚，擘　大黄二两

　　上三味，切，以水一斗二升，先煮茵陈，减六升，
去滓，纳诸药煮取三升，分三服，小便当利，如皂荚
沫状，色正赤，一宿腹减，黄从小便去。

　　（51）小前胡汤，疗伤寒六七日不解，寒热往来，
胸胁苦满，默默不欲饮食，心烦喜呕，寒疝腹痛方。
［胡治云：出张仲景］

　　前胡八两　半夏半升，洗　生姜五两　黄芩　人
参　甘草炙，各三两　干枣十一枚，擘

　　上七味，切，以水一斗，煮取三升，分四服，忌
羊肉、饧、海藻、菘菜。［仲景方用柴胡，不用前胡。
今详此方治寒疝腹痛，恐性凉耳，合用仲景柴胡桂姜
汤，今崔氏用之，未知其可也］

　　（52）疗伤寒或始得至七八日不大便，或四五日后

不大便，或下后秘塞者，承气汤方。

　　厚朴炙　大黄各三两　枳实六片，炙

　　上三味，切，以水五升，煮取二升。体强者服一升，羸者服七合，得下必效，止。

　　（53）若胃中有燥粪，令人错语，正热盛亦令人错语。若秘而错语者，宜服承气汤。通利而错语者，宜服下四物黄连除热汤。承气汤旧用芒硝，余以有毒，故去之。用之数年，安稳得下良。既服汤，亦应外用生姜兑［读作"锐"，下同］，使必去燥粪，若服汤兼兑而并不得下者，可依本方，芒硝一两。

　　（54）姜兑法：

　　削生姜如小指长二寸，盐涂之，纳下部中，立通。

　　（55）又方：

　　以猪胆灌下部，用亦立通。［张仲景《伤寒论》云：猪胆和法醋少许，灌谷道中］

　　（56）前军督护刘车者，得时疾三日已汗解，因饮酒复剧，苦烦闷干呕，口燥呻吟，错语不得卧，余思作此黄连解毒汤方。

　　黄连三两　黄芩　黄柏各二两　栀子十四枚，擘

　　上四味，切，以水六升，煮取二升。分二服，一服目明，再服进粥，于此渐瘥。余以疗凡大热盛，烦呕呻吟，错语不得眠，皆佳。传语诸人，用之亦效。此直解热毒，除酷热，不必饮酒剧者。此汤疗五日中

神效。忌猪肉、冷水。

（57）大前胡汤，疗伤寒八九日不解，心腹坚满，身体疼痛，内外有热，烦呕不安方。［胡洽云：出张仲景］

前胡半斤　半夏半升，洗　生姜五两　枳实八片，炙　芍药四两　黄芩三两　枣十二枚，擘

上七味，切，以水一斗，煮取三升，分四服，日三夜一服。忌羊肉、饧等物。［张仲景用柴胡，不用前胡。本云：加大黄二两，不加大黄，恐不名大柴胡汤］

（58）疗伤寒二三日以上，至七八日不解者，可服小柴胡汤方。

柴胡半斤　人参　甘草炙　黄芩　生姜各三两　半夏五合，洗　大枣十二枚，擘

上七味，切，以水一斗二升，煮取三升。分三服，微覆取汗，半日便瘥，不瘥更服一剂。忌羊肉、饧、海藻、菘菜。

（59）又疗伤寒五日以上，宜取下利，陶氏云：若汗出大便坚而谵语方。

大黄四两　厚朴二两，炙　枳实四枚，炙

上三味，以水四升，煮取一升二合。分两服，通者一服止。［此是仲景方］

（60）《古今录验》：阳毒汤，疗伤寒一二日便成阳毒，或服药吐下之后，变成阳毒。身重腰背痛，烦闷

不安，狂言，或走，或见神鬼，或吐血下利。其脉浮大数，面赤斑斑如锦文，喉咽痛，唾脓血。五日可疗，至七日不可疗也，宜服升麻汤方。

升麻二分　当归二分　蜀椒汗，一分　雄黄研　栀子　桂心各一分　甘草二分，炙　鳖甲大如手一片，炙

上八味，切，以水五升，煮取二升半。分三服，如人行五里久再服，温覆手足，毒出则汗，汗出则解，不解重作服，亦取得吐佳。阴毒去雄黄。忌海藻、菘菜、生葱、苋菜。［张仲景方无栀子、桂心，阴毒去雄黄、蜀椒］

（61）仲景云：此阴毒之候，身如被打，五六日可疗，至七日不可疗，宜服甘草汤方。

甘草炙　升麻　当归各二分　蜀椒一分，出汗　鳖甲大如手一片，炙

上五味，切，以水五升，煮取二升半。分再服，如人行五里顷复服，温覆当出汗，汗出则愈。若不得汗，则不解，当重服令汗出。忌海藻、菘菜、苋菜。

（62）疗往来寒热，胸胁逆满，桃仁承气汤方。

大黄四两，渍，别下　甘草炙　芒硝（汤成下）　桂心各二两　桃仁五十枚，去皮、尖，碎

上五味，以水七升，煮取二升半，去滓，纳芒硝，更煎一两沸，温分三服。忌海藻、菘菜。［《伤寒

论》同〕

（63）服桂枝汤大汗出后脉洪大者，与桂枝汤如前法。若形如疟，一日再发者，汗出便解，属桂枝二麻黄一汤主之方。

桂心一两十七铢　杏仁十六枚，去尖、皮　芍药一两六铢　麻黄一十六铢，去节　生姜一两六铢，切甘草一两二铢，炙　大枣五枚，擘

上七味，切，以水五升，先煮麻黄一两沸，掠去沫，乃纳诸药，煮得二升，去滓，温服一升，日再。本云：桂枝汤二分、麻黄汤一分，合为二升，分再服。今合为一方。忌海藻、菘菜、生葱。〔本张仲景《伤寒论》方〕

卷二

（64）《病源》：中风伤寒之状，太阳中风，阳浮阴弱，阳浮者热自发，阴弱者汗自出，啬啬恶寒，淅淅恶风，翕翕发热，鼻鸣干呕，此其候也。

（65）太阳中风，以火劫发其汗，邪风被火热，血气流溢，失其常度，两阳相熏灼，其身即发黄，阳盛则欲衄，阴虚小便难，阴阳俱虚竭，身体则枯燥，但头汗出，剂颈而还，腹满微喘，口干咽烂，或不大便，久则谵语，甚者至哕，手足躁扰，循衣摸床。小便利者，其人可疗。

（66）阳明中风，口苦而咽干，腹满微喘，发热恶寒，脉浮紧，若下之，则腹满小便难。

（67）阳明病，若能食为中风，不能食为中寒。

（68）少阳中风，两耳无所闻，目赤，胸中满而烦者，不可吐下，吐下之则悸而惊。

（69）太阴中风，四肢烦疼，其脉阳微阴涩而长者，为欲愈。

（70）少阴中风，其脉阳微阴浮者，为欲愈。

（71）厥阴中风，其脉微浮者为欲愈，不浮为未愈。
［仲景《伤寒论》同］

（72）仲景《伤寒论》：桂枝汤，疗太阳中风，阳浮阴弱，阳浮者热自发，阴弱者汗自出，啬啬恶寒，淅淅恶风，翕翕发热，鼻鸣干呕方。

桂心　芍药　生姜各三两　甘草二两，炙　大枣十二枚，擘

上五味，切姜，擘枣，次切余药，以水七升，煮枣令烂，去滓，乃纳诸药，水少者益之，煮令微微沸，得三升，去滓。服一升，日三，小儿以意减之。初一服便得汗出者，后服小小阔其间。如不得汗者，小小促之，令其药势相及，汗出自护，如服六物青散法。若病重者，宜夜服，特须避风。若服一剂晬时不解，病证不变者，当更服之，至有不肯汗出，服二三剂乃愈。服此药食顷，亦当饮热粥以助药力。若初得病甚，便以火发汗，火气太过，汗出不解，烦躁不得寐，用此汤加龙骨、牡蛎各三两，减桂心、生姜各一两，不用芍药。若虚劳里急，腹中痛者，取前桂枝汤二升，加胶饴一升，适寒温，分再服。若得大汗出者，只用桂枝二两。发汗后重发汗，亡阳谵语，其脉反和者不死。发汗已解，半日所重发烦，其脉浮数，可复发汗，宜桂枝汤方。忌海藻、生葱、菘菜等。

（73）疗伤寒头疼腰痛，身体骨节疼，发热恶风，

汗不出而喘，麻黄汤方。

麻黄三两，去节　桂心二两　甘草一两，炙　杏仁七十枚，去皮、尖、两仁，碎

上四味，切，以水九升，煮麻黄减二升，去上沫，纳诸药，煮取二升半，去滓。服八合，覆取微汗，不须啜粥，余如桂枝法将息。忌海藻、菘菜、生葱。〔臣亿等按：张仲景《伤寒论》麻黄汤惟主伤寒，不主中风。若中风，但可服前桂枝汤〕

（74）疗太阳病，项背强几几，反汗不出恶风者，属葛根汤方。

葛根四两　麻黄四两，去节　甘草二两，炙　芍药　桂心各二两　生姜三两　大枣十二枚，擘

上七味，切，以水一斗，煮麻黄、葛根减二升，去上沫，纳诸药，煮取三升，去滓。温服一升，覆取微似汗出，不须吃热粥助药发汗，余将息依桂枝法。忌海藻、菘菜、生葱。〔张仲景《伤寒论》治中风汗出用桂枝此证云"汗不出"，亦伤寒之病，非中风也〕

（75）《千金》：疗伤寒中风，五六日以上，但胸中烦、干呕，栝楼实汤方。

栝楼实一两　柴胡半斤　黄芩三两　甘草三两，炙　生姜四两，切　大枣十枚，擘，破

上六味，切之，勿令大碎，吹去末，以水一斗二升，煮得六升，绞去滓。更煎取三升，适寒温服一升，

日三服。忌海藻、菘菜。

（76）《千金翼》：疗中风发热，六七日不解而烦，有表里证，渴欲饮水，饮水而吐，此为水逆，五苓散主之方。

猪苓三分　泽泻五分　茯苓三分　桂心二分　白术三分

上五味，捣筛，水服方寸匕，日三，多饮暖水，汗出愈。忌桃李、醋物、生葱、雀肉等。

（77）又伤寒中风，医反下之，其人下利日数十行，水谷不化，腹中雷鸣，心下痞坚而满，干呕心烦，不能得安，医见心下痞，以为病不尽，复重下之，其痞益甚，此非结热，但以胃中虚，客气上逆，故使之坚，甘草泻心汤主之方。

甘草四两，炙　黄芩三两　大枣十二枚，擘　黄连一两　干姜二两　半夏半升，洗，去滑

上六味，切，以水一斗，煮取六升，分六服。忌海藻、菘菜、猪羊肉、饧。

（78）《古今录验》：疗中风伤寒，脉浮，发热往来，汗出恶风，项颈强，鼻鸣干呕，阳旦汤主之方。

大枣十二枚，擘　桂心三两　芍药三两　生姜三两　甘草二两，炙　黄芩二两

上六物，㕮咀，以泉水六升，煮取四升，分四服，日三。自汗者，去桂心，加附子一枚（炮）。渴

者，去桂加栝楼三两。利者，去芍药、桂，加干姜三两、附子一枚（炮）。心下悸者，去芍药，加茯苓四两。虚劳里急者，正阳旦主之，煎得二升，纳胶饴半升，分为再服。若脉浮紧发热者，不可与也。忌海藻、菘菜、生葱等物。

（79）大青龙汤，疗太阳中风，脉浮紧，发热恶寒，身疼痛，汗不出而烦躁方。

麻黄六两，去节　桂心二两　甘草二两，炙　石膏如鸡子大，碎，绵裹　生姜三两　杏仁四十枚，去两仁及皮、尖　大枣十枚，擘

上七味，切，以水九升，先煮麻黄减二升，去沫，乃纳诸药，煮取三升，去滓。分服一升，厚覆取微汗，汗出多者，温粉粉之。一服汗者，不可再服。若复服，汗多亡阳遂虚，恶风、烦躁、不得眠也。忌海藻、菘菜、生葱等物。［张仲景《伤寒论》云：中风见伤寒脉者，可服之］

（80）张仲景《伤寒论》，问曰：病有结胸，有脏结，其状如何？答曰：按之痛，寸脉浮，关脉沉，名结胸也。问曰：何谓脏结？答曰：如结胸状，饮食如故，时时下利，寸口脉浮，关上小细而沉紧，名脏结。舌上白苔滑者，为难治。脏结无阳证，不往来寒热，其人反静，舌上苔滑者，不可攻也。病发于阳而反下之，热入因作结胸；病发于阴而反下之［一作“汗之”］，

因作痞也，所以成结胸者，以下之太早故也。

（81）结胸证悉具，烦躁者亦死。

（82）结胸证，其脉浮大者，不可下也，下之则死。

（83）夫结胸病，项亦强，如柔痉状，下之则和，宜大陷胸丸方。

蜀大黄半斤　葶苈子半升，熬　杏仁半升，去皮、尖，熬令赤黑色　芒硝半升

上四味，捣筛二味，杏仁合芒硝研如泥，和散，合和，丸如弹子大，每服一丸，用甘遂末一钱匕、白蜜一两、水二升同煮，取一升，温顿服之。一宿乃自下，如不下，更服，取下为效。

（84）太阳病，脉浮动数，浮则为风，数则为热，动则为痛，数则为虚，头痛发热，微盗汗出，而反恶寒，表未解也。医反下之，动数变迟，膈内拒痛［一云“头痛即眩”］，胃中空虚，客热动膈，短气烦躁，心内懊憹，阳气内陷，心下因坚，则为结胸，大陷胸汤主之。若不结胸，但头汗出，余处无汗，剂颈而还，小便不利，身必发黄，大陷胸汤方。

蜀大黄六两　甘遂末一钱匕　芒硝一升

上三味，以水六升，先煮大黄取二升，去滓，纳芒硝煮一两沸，纳甘遂末。温服一升，得快利，止后服。

（85）伤寒六七日，结胸热实，脉沉紧，心下痛，

按之石坚，大陷胸汤主之。方依前法。

（86）伤寒十余日，热结在里，复往来寒热者，与大柴胡汤。

（87）但结胸，无大热者，此水结在胸胁也，但头微汗出者，大陷胸汤主之。方依前法。

大柴胡汤方：

柴胡半斤　枳实四枚，炙　生姜五两　黄芩三两芍药三两　半夏半升，洗　大枣十二枚，擘

上七味，切，以水一斗二升，煮取六升，去滓，更煎取三升。温服一升，日三服。一方加大黄二两，若不加大黄，恐不名为大柴胡汤。忌羊肉、饧。

（88）太阳病二三日，不能卧，但欲起，心下必结，脉微弱者，本有久寒也。而反下之，若利止者，必作结胸，未止者，四日复下之，此作协热利也。

（89）太阳病下之，其脉促，不结胸者，此为欲解也。若心下满鞕痛者，此为结胸也，大陷胸汤主之。但满而不痛者，此为痞。柴胡不中与之也，宜半夏泻心汤主之方。

半夏半升，洗　干姜三两　人参三两　甘草三两，炙　黄连一两　大枣十二枚，擘　黄芩三两

上七味，切，以水一斗，煮取六升，去滓。温服一升，日三。若须大陷胸汤服者，如前法。忌羊肉、饧、海藻、菘菜、猪肉、冷水等。

（90）小结胸病，正在心下，按之则痛，脉浮滑者，小陷胸汤主之方。

黄连一两，上好者　栝楼实一枚，大者，破　半夏半升，洗

上三味，切，以水六升，煮栝楼实取三升，去滓，纳诸药，煮取二升，去滓。温分三服。忌羊肉、饧、猪肉。

（91）病在太阳，应以汗解之，反以冷水潠之，若灌之，其热却不得去，弥更益烦，皮上粟起，意欲饮水，而反不渴者，服文蛤散。若不瘥者，与五苓散，用前篇方。

（92）寒实结胸，无热证者，与三物小陷胸汤。方如前法，白散亦可服。

文蛤散方：

文蛤五两

上一味，捣筛为散。以沸汤和一方寸匕服之，汤用五合。

又白散方：

桔梗三分　贝母三分　巴豆一分，去心及皮，熬令黑赤，别研如脂

上三味，捣筛，更于臼内捣之，以白饮和服，强人半钱匕，羸人减之，病在膈上则吐，在膈下则利，利不止，饮冷粥一杯止。忌猪肉、芦笋等。

（93）仲景《伤寒论》：疗呕哕，心下悸，痞鞭不能食，小半夏汤方。

半夏一升，洗　生姜八两，去皮

上二味，切，以水七升，煮取一升半，去滓。分再服。忌羊肉、饧。

（94）疗呕哕，心下痞鞭者，以膈间有水，头眩悸，半夏加茯苓汤方。

半夏一升，洗　生姜八两，去皮　茯苓三两

上三味，切，以水七升，煮取一升半，去滓。温分再服。忌羊肉、饧、酢等物。

（95）疗胸内似喘不喘，似呕不呕，似哕不哕，彻心中愦愦然无赖者，生姜汁半夏汤，兼主天行方。

生姜一升，汁　半夏半升，洗，切

上二味，以水三升，煎半夏取一升，纳姜汁，取一升半，绵漉小冷。分二服，一日一夜服令尽，呕哕一服得止者，停后服。忌羊肉、饧。

（96）疗干呕哕，若手足厥冷者，小橘皮汤，兼主天行方。

橘皮四两　生姜八两，去皮

上二味，狭长切，以水七升，煮取三升，去滓。小冷服一升，下咽则愈。

（97）《千金翼》：干呕、吐涎沫而头痛，茱萸汤主之方。

　　吴茱萸一升，炒　大枣十二枚，擘　生姜六两，
切　人参三两，细锉

　　上四味，以水五升，煮取二升，去滓。分服七合，
日三。[仲景同。此张仲景《伤寒论》方]

　　（98）仲景《伤寒论》：少阴病，咽喉痛者，半夏
散及汤主之方。

　　半夏洗　甘草炙　桂心

　　上三味，等分，各捣筛毕，更合捣之。以白饮服
方寸匕，日三服。若不能服散者，水一升，煮七沸，
纳散两匕，更煮三沸，下火令小冷，少少含，细咽之。
半夏有毒，不当散服之。忌羊肉、生葱、海藻、菘
菜、饧。

　　（99）仲景《伤寒论》：吐血不止者，柏叶汤主
之方。

　　青柏叶三两　干姜三两，切　艾三把

　　上三味，以水五升，煮取一升，去滓，别绞取新
出马通汁一升，相和合，煎取一升，绵滤之。温分再
服。马通是马屎汁也。[一方有阿胶，无艾]

　　（100）吐血下血，黄土汤主之方。

　　釜灶下黄焦土半升，绵裹　甘草三两炙　干地黄
三两　白术三两　附子三两，炮，破　阿胶三两，炙
黄芩三两

　　上七味，切，以水八升，煮六味取二升，去滓，

纳胶令烊，分三服。忌海藻、菘菜、芜荑、猪肉、桃李、雀肉等物。

（101）仲景《伤寒论》：疗服桂枝汤大汗后，烦渴热不解，脉洪大者，属白虎加人参汤方。

知母六两　甘草二两，炙　石膏一升，碎，绵裹
人参二两　粳米一升［《玉函经》用糯米］

上五味，切，以水一斗二升，煮米熟，去米，纳诸药，煮取六升，去滓，温服一升，日三。忌海藻、菘菜。

（102）若脉浮发热，渴欲饮水，小便不利者，猪苓汤主之方。

猪苓一两，去皮　茯苓一两　阿胶一两，炙　滑石一两，碎，绵裹　泽泻一两

上五味，以水四升，先煮四物，取二升，去滓，纳阿胶令烊消，温服七合，日三服。忌醋物。

（103）《古今录验》：黄龙汤，疗伤寒十余日不解，往来寒热，状如温疟，渴，胸满，心腹痛方。

半夏半升，洗　生姜三两　人参三两　柴胡半斤
黄芩三两　甘草三两，炙　大枣十二枚，擘

上七味，切，以水一斗二升，煮取六升，去滓，更煎取三升，温服一升，日三服，不呕而渴，去半夏，加栝楼根四两，服如前。忌羊肉、饧、海藻、菘菜等物。［此本张仲景《伤寒论》方］

（104）《集验》：疗伤寒虚羸少气，气逆若呕吐方。

石膏一斤，碎，绵裹　竹叶二把　麦门冬一升，去心　人参二两　半夏一升，洗　生姜四两　甘草二两，炙

上七味，切，以水一斗二升，煮取六升，去滓，纳粳米一升，米熟去米。饮一升，日三服。忌海藻、菘菜、羊肉、饧。

（105）生地黄汤，疗伤寒有热，虚羸少气，心下满，胃中有宿食，大便不利方。

生地黄三斤　大黄四两　大枣二十枚，擘　甘草一两，炙　芒硝二合

上五味，合捣，令相得，蒸五升米下，熟绞取汁。分再服。忌海藻、菘菜。

（106）《千金》：疗伤寒虚羸少气呕吐，竹叶石膏汤方。

石膏一斤，碎，绵裹　竹叶二把　麦门冬一升，去心　人参二两　半夏半斤，洗　甘草二两

上六味，以水一斗，煮取六升，去滓，纳粳米一升，煮米熟，去米。饮一升，日三服。忌海藻、菘菜、羊肉、饧。［此张仲景《伤寒论》方］

（107）仲景《伤寒论》：疗伤寒发汗若吐下后，虚烦不得眠，剧则反复颠倒，心内苦痛懊恢者，属栀子豉汤证方。

肥栀子十四枚，擘　香豉四合，绵裹

上二物，以水四升，先煮栀子取二升半，去滓，纳豉，更煮取一升半，去豉。分温再服，得吐，止后服。

（108）仲景《伤寒论》：少阴病，二三日不已，至四五日，腹痛，小便不利，四肢沉重疼痛，自下利者，此为有水气。或咳，或小便自利，或下利，或呕者，真武汤主之方。

茯苓三两　白芍药三两　附子一枚，炮，去皮，破八片　白术三两　生姜三两，去皮

上五味，切，以水八升，煮取三升，去滓。温服七合，日三。若咳者加五味子半升、细辛一两、干姜一两。若小便自利者，去茯苓。若下利者，去芍药，加干姜二两。呕者，去附子，加生姜，足前成半斤。忌酢、猪肉、桃李、雀肉等。

（109）伤寒六七日，已发汗而复下之，胸胁满结，小便不利，渴而不呕，但头汗出，往来寒热，心烦者，此未解也，属小柴胡桂姜汤主之方。

柴胡半斤，接去土　桂心三两　黄芩三两　牡蛎二两，熬　甘草二两，炙　栝楼根四两　干姜二两

上七味，切，以水一斗二升，煮取六升，去滓，更煎取三升。温服一升，日三。初一服微烦，后汗出便愈。忌生葱、海藻、菘菜。

（110）疗伤寒七八日，身黄如橘子色，小便不利，腹微满者，茵陈汤主之方。

茵陈六两　肥栀子十四枚，擘　大黄二两，去皮，酒洗，破三片

上三味，以水一斗二升，先煮茵陈减二升，去滓，纳二物，煮取三升，去滓。分温三服，日三，小便当利，尿如皂荚沫状，色正赤，一宿腹减，黄从小便去。

（111）服桂枝汤，或下之，仍头项强痛，翕翕发热，无汗，心下满微痛，小便不利者，桂枝去桂加茯苓白术汤主之方。

芍药　生姜切　白术　茯苓各三两　甘草二两，炙　大枣十二枚，擘

上六味，切，以水八升，煮取三升，去滓。温服一升，小便利则愈。忌海藻、菘菜、酢、桃李、雀肉等。

（112）《千金翼》：疗少阴病四逆，其人或咳，或悸，或小便不利，或腹中痛，或泄利下重，四逆散方。

甘草十分，炙　枳实十分，炙　柴胡十分　芍药十分

上四味，捣，细筛。白饮和服方寸匕，日三服，嗽者，加五味子、干姜各五分，并主下利。胸中悸者，加桂心五分。小便不利者，加茯苓五分。腹中痛者，加附子一枚。泄利下重者，先以水五升，煮薤二升，

取三升，以散三方寸匕，纳汤中煮之，取一升半，分再服。忌海藻、菘菜。[仲景、范汪同]

（113）《病源》：伤寒病，若表实里虚，热气乘虚而入，攻于肠胃，则下黄赤汁。若温毒气盛，则腹痛壮热，下脓血如鱼脑，或如烂肉汁。若寒毒入胃，则腹满身热，下清谷。下清谷者，不可攻表，汗出必胀满，表里俱虚故也。

（114）伤寒六七日，下利①，便发热而痢，其人汗出不止者死，但有阴无阳故也。

（115）下利有微热，其人渴，脉弱者今自愈，脉沉弦者下重，其脉大者为未止，脉微数者为欲自止，虽发热不死。少阴病八九日，而一身手足尽热，热在膀胱，必便血。下利，脉反浮数，尺中自涩，其人必圊脓血。少阴病下利，若利自止，恶寒而欲蜷，手足温者可疗。阳明病下利，其脉浮大，此皆为虚弱强下之故也。

（116）伤寒下利，日十余行，其人脉反实者死。[张仲景《伤寒论》阳明无下利证不可下，或有云：下利，其脉浮大者，此皆为虚，以强下之故也。设脉浮革，因尔肠鸣，当温之，与水即哕]

（117）仲景《伤寒论》：伤寒本自寒下，医复吐之、

---

①下利：原作"不利"。

下之不解者，寒格更遂吐下，食入还吐出者，属干姜黄连人参汤主之方。

　　干姜　黄连　黄芩　人参各三两

　　上四味，切，以水六升，煮取二升，去滓。分再服之。忌猪肉、冷水等。

　　（118）太阳病桂枝证，医反下之，利遂不止，脉促［一作"纵"］者，表未解也，喘而汗出者，属葛根黄连汤方。

　　葛根八两　黄连三两，金色者　黄芩三两，切
甘草二两

　　上四味，切，以水八升，先煮葛根减二升，掠去沫，纳诸药，煮取二升，去滓。温分再服。忌猪肉、冷水、海藻、菘菜。

　　（119）又白通汤，疗伤寒泄利不已，口渴不得下食，虚而烦方。

　　大附子一枚，生，削去黑皮，破八片　干姜半两，炮　甘草半两，炙　葱白十四茎

　　上四味，切，以水三升，煮取一升二合，去滓。温分再服。渴，微呕，心下停水者，一方加犀角半两，大良。忌海藻、菘菜、猪肉。［张仲景《伤寒论》白通汤惟主少阴下利，厥逆无脉，干呕而烦者，白通加猪胆汤主之。本无甘草，仍不加犀角］

　　（120）《千金翼》：热利下重，白头翁汤主之方。

白头翁二两　黄柏三两　黄连三两　秦皮三两，切

上四味，切，以水七升，煮取二升，去滓。分服一升，不愈更服。忌猪肉、冷水。［此张仲景《伤寒论》方］

（121）崔氏：疗伤寒后，赤白带①下无数，阮氏桃花汤方。

赤石脂八两，冷多白带者减四两　粳米一升　干姜四两，冷多白带者加四两，切

上三味，以水一斗，煮米熟汤成，去滓。服一升，不瘥复作。热多则带赤，冷多则带白。《伤寒论》同。［张仲景《伤寒论》煮汤和赤石脂末一方寸匕服］

（122）取女人中裈近隐处烧取灰。

上一物，为散，服方寸匕，日三，小便即利，阴头微肿，此为愈矣。女人病可取男子裈如前法，酒水服。［此本仲景方］

（123）疗大病已瘥劳复者，枳实栀子汤方。

枳实三枚，炙　栀子十四枚，擘

上二味，以酢浆一斗，先煎取六升，煮药取三升，纳豉一升，煎五六沸，去滓。分再服，覆取汗，如有宿食者，纳大黄如棋子一枚。［张仲景《伤寒论》纳大

———

①白带：原作"白滞"，后同。

黄如博棋子五六枚〕

（124）《病源》：伤寒百合病者，谓无经络百脉一宗，悉致病也，皆因伤寒虚劳，大病之后不平复，变成斯病也。其状，意欲食复不能食，常默默欲得卧复不得卧，欲出行而复不能行，饮食或有美时，或有不用时，闻饮食臭，或如强健人，而欲卧复不得眠，如有寒复如无寒，如有热复如无热，至朝口苦，小便赤黄。百合之病，诸药不能疗，得药则剧，而吐利，如有神灵所加也。身形如和，其人脉微数，每尿辄头痛，其病六十日乃愈。若尿时头不痛，淅淅然如寒者，四十日愈。若尿时快然，但眩者，二十日愈。其证或未病而预见，或病四五日而出，或病二十日、一月日复见，其状恶寒而呕者，病在上焦也，二十三日当愈。其状腹满微喘，大便鞕，三四日一大便。时复小溏者，病在中焦也，六十三日当愈。其状小便淋沥难者，病在下焦也，四十三日当愈。各随其证以疗之耳。

（125）仲景《伤寒论》：疗百合之病，诸药不能疗，若得药则剧而吐利，如有神灵所加也。身体仍和，脉微数，每尿时辄头痛，六十日乃愈。尿时①头不痛，淅淅然者，四十日愈。尿时快然，但头眩者，二十日愈。其证或未病而预见，或病四五日而出，或病二十日、

---

①时：原无，据语意加。

一月日复见者，悉疗之。

（126）发汗已，更发者，百合知母汤主之方。

百合七枚，擘　知母三两

上二味，以泉水洗，先渍百合经一宿，上当白沫，泻却其汁，更以好泉水二升，煮取一升，去滓，置之一处，别以泉水二升，煮知母取一升，去滓，二味汁相和，煮取一升半。分温再服之。

（127）下之已，更发者，百合滑石代赭汤主之方。

百合七枚，擘，以泉水渍一宿，上当白沫出，去之　滑石三两，碎　代赭如弹丸一枚，碎

上三味，先以泉水二升，煮百合取一升，去滓。置一厢，又以泉水二升，煮和二味，取一升，去滓，合煎，取一升半。分再服。

（128）吐之已，更发者，百合鸡子汤主之方。

百合七枚

上一味，依前法，泉水二升，煮取一升，去滓。扣鸡子一枚，取中黄，纳百合汤中，搅令调。温再服之。

（129）又不吐不下不发汗，病形如初，百合生地黄汤主之方。

百合七枚

上一味，依前法渍，以泉水二升，煮取一升，生地黄汁一升，二味汁相和，煮取一升半。温分再服。

一服中病者，更勿服也。大便当出恶沫。

（130）百合病一月不解，变成渴者。

以渍百合水洗身法，其后《千金方》中一味是，后服栝楼牡蛎散，其次则是。

（131）《千金》：百合病，经一月不解，变成渴者方。

百合根切，一升

上一味，以水一斗，渍之一宿，以汁洗病人身也。洗身讫，食白汤饼。勿与盐豉也。渴不瘥，可用栝楼根并牡蛎等分为散，饮调方寸匕，日三服。[张仲景方同]

（132）疗百合病变而发热者方。

滑石三两　百合根一两，炙

上二味，末。饮下方寸匕，日三，微利者止，勿服之，热即除。

（133）仲景《伤寒论》：狐惑之病，其气如伤寒，嘿嘿但欲卧，目瞑不得眠，起卧不安，蚀于喉咽者为惑，蚀于阴者为狐。狐惑之病，并恶饮食，不欲闻饮食臭，其面乍赤乍黑乍白，蚀于上部其声嗄，蚀于下部其咽干。蚀于上部，泻心汤主之；蚀于下部，苦参汤淹洗之；蚀于肛外者，雄黄熏之。

（134）泻心汤，兼疗下利不止，心中愊愊坚而呕，肠中鸣者方。

半夏半升，洗　黄芩三两　人参三两　干姜三两
黄连一两　甘草四两，炙　大枣十二枚，擘

上七味，切，以水一斗，煮取六升。分服一升，日三服。忌猪肉、冷水、菘菜、海藻、羊肉、饧。

（135）雄黄熏法，兼主匿病。

雄黄一物，研末，以两筒瓦合之烧，以熏下部。

（136）《千金》：疗狐惑，薰草黄连汤方。

黄连四两，去皮　薰草四两

上二味，切，以白浆一斗，渍之一宿，煮取二升，去滓。分为二服。忌猪、肉冷水。

（137）又其人脉数无热，微烦，嘿嘿但欲卧，汗出，得之三四日，眼赤如鸠眼者；得之七八日，其四眦黄黑，能食者，脓已成也，疗之方。

以赤小豆三升渍之，令生芽足，复干之，加当归三两为末。浆水服方寸匕，日三。〔此本仲景方〕

卷三

（138）疗二三日以上至七八日不解者，可服小柴胡汤方。

柴胡八两　人参三两　甘草三两，炙　黄芩三两
生姜三两　半夏半升，洗　大枣十二枚，擘

上七味，切，以水一斗二升，煮取六升，去滓，更煎取三升，分三服。微覆取汗，半日便瘥。如不除，更服一剂。忌海藻、菘菜、羊肉、饧。［此张仲景《伤寒论》方］

（139）若有热实，得汗不解，腹胀痛，烦躁欲狂语者，可服大柴胡汤方。

柴胡半斤　大黄二两　黄芩二两　芍药二两　枳实四枚，炙　半夏五两，洗

上六味，切，以水一斗二升，煮取六升，去滓，更煎取三升。温服一升，日三服。当微利。忌羊肉、饧。同上。

（140）《千金翼》：疗天行脉浮紧，无汗而发热，其身疼痛，八九日不解，其表证续在，此当发其汗，

服药已微除，发烦目瞑，剧者必衄，衄乃解，所以然者，阳气重故也。宜服麻黄汤方。

麻黄三两，去节 桂心二两 甘草一两，炙 杏仁七十枚，去皮、尖、两仁

上四味，切，以水九升，先煎麻黄减二升，去上沫，纳诸药，煮取二升半。分服八合，取汗，不须饮粥，投此汤易得汗。忌菘菜、海藻、生葱。［此张仲景《伤寒论》方］

（141）疗天行十日以上，腹微满，谵语，或汗出而不恶寒，体重短气，腹满而喘，不大便，绕脐痛，大便乍难乍易，或见鬼者。大承气汤方。

大黄四两 厚朴半斤，炙 陈枳实五枚，炙 芒硝三合

上四味，切，先以水一斗煮二味，取五升，去滓，纳大黄，复煮取二升，去滓，纳芒硝，煎令三两沸。适寒温，分再服，得下者止，不下更服之。［此张仲景《伤寒论》方］

（142）疗天行后哕欲死，兼主伤寒。小半夏汤方。

半夏五两，洗，去滑 生姜八两，切，令薄细，勿令湿恶，经水浸者为好

上二味，各以水三升别煮，各取一升半，去滓，二汁相和一处，共煮取二升。分三服，服相去如人行十里久，当令下食，其哕不过俄顷则止。近二公及任

理居中属纩得之，明奉御来象执秘此方，但止者药送来象，与方郎中邻居，后乃方便得之，大良效。忌羊肉、饧。［此张仲景《伤寒论》方］

（143）五苓散，主天行热病，但狂言，烦躁不安，精采言语与人不相主当方。

　　猪苓三分　白术三分　泽泻五分　茯苓三分　桂心二分

　　上五味，捣筛为散。水服方寸匕，日三服。多饮暖水，汗出愈。忌大醋、生葱、桃、李、雀肉等。［张仲景同］

卷四

（144）经言：春气温和，夏气暑热，秋气清凉，冬气冰寒，此则四时正气之序也。冬时严寒，万类深藏，君子固密，则不伤于寒。触冒之者，乃为伤寒耳。其伤于四时之气，皆能为病，以伤寒为毒者，以其最为杀厉之气。中而即病者，名为伤寒；不即病者，其寒毒藏于肌肤中，至春变为温病，至夏变为暑病。暑病者，热极又重于温也。是以辛苦之人，春夏多温热病者，皆由冬时触冒寒气之所致。［以上与《伤寒论》同］

（145）仲景《伤寒论》：诸黄，猪膏发煎主之方。

猪膏八两　　乱发大如鸡子二枚

上二味，纳发膏中煎之，发消尽研，绞去膏细滓。分二服，病从小便去也。

（146）仲景《伤寒论》：黄瘅，麻黄醇酒汤主之方。

麻黄一大把，去节，绵裹

上一味，美清酒五升，煮取二升半，去滓，顿服尽。《古今方》云：伤寒热出表发黄疸，宜汗之则愈。冬月用酒、春宜用水煮之良。

（147）黄疸，茵陈蒿五苓散主之方。

茵陈蒿末十分　五苓散五分

上二味和，先食白饮和方寸匕服之，日三。

（148）又五苓散，利小便，治黄疸方。

猪苓三分，去皮　白术三分　茯苓三分　泽泻五分　桂心二分

上五味，捣筛，和合。白饮和服一方寸匕，日三。多饮暖水，以助药势，汗出便愈。

（149）仲景《伤寒论》：黄家腹满，小便不利而赤，身汗出者，表和里实也，宜下之，大黄黄柏皮栀子硝石汤方。

大黄四分　黄柏四两　栀子十五枚，擘　硝石四两

上四味，切，以水六升煮三物，得二升半，去滓，纳硝石更煎取一升，先食顿服尽。

（150）黄疸。小便色不变，欲自利，腹满而喘者，不可除其热，热除必哕。哕者，小半夏汤主之方。

半夏五两，洗　生姜八两，切

上二味，以水六升，煮取一升半，去滓，分温三服。忌羊肉、饧。

（151）仲景《伤寒论》，师曰：黄汗为病，身体肿，发热汗出而渴，状如风水，汗沾衣，色正黄如柏汁，脉自沉也。问曰：从何得之？师曰：以汗出水入汗孔，

水从外入而得之，宜黄芪芍药桂心酒汤主之方。

　　黄芪五两　　芍药三两　　桂心三两

　　上三味，切，以苦酒一升、水七升和，煮取三升，去滓，温服一升。正当心烦也，至六七日稍稍自除，其心烦不止者，以苦酒咀故也。［咀，一作"阻"］一方用美清醯代酒。忌生葱。

　　（152）又凡黄汗之病，两胫自冷，假令发热，此属历节。食已则汗出，又身常夜卧盗汗出者，此劳气也。若汗出即发热者，久久身必甲错也；发热不止者，必生恶疮也；若身重，汗出已辄轻者，久久必身𥆧𥆧，则胸中痛，又从腰以上必汗出，下无汗，腰髋弛痛，如虫在皮中状，剧者不能食，身疼重，烦躁，小便不利者，名曰黄汗。桂枝汤加黄芪五两主之方。

　　桂心三两　　芍药三两　　甘草二两，炙　　生姜三两　　大枣十二枚，擘　　黄芪五两，去皮

　　上六味，切，以水八升，微火煎取三升，去滓，温服一升。覆取微汗，须臾间不汗者，食稀热粥一升余，以助汤力。若不汗者，更服汤也。忌海藻、菘菜、生葱。

　　（153）疗黄疸身肿，发热汗出而渴，状如风水，汗出着衣皆黄。黄汗，吴蓝汤方。

　　吴蓝六分　　芍药　　麦门冬去心　　桑白皮　　汉防己　　白鲜皮　　山栀子各六分

上七味，各细切，以水二升，煎取八合，去滓。空腹分二服，未效再合服。［此方未详所出］

（154）仲景《伤寒论》：黄家，日晡发热，而反恶寒，此为女劳，得之膀胱急，小腹满，身体尽黄，额上反黑，足下热，因作黑疸，大便必黑，腹胪胀满如水状，大便黑溏者，此女劳之病，非水也。腹满者难疗，硝石矾石散主之方。

硝石熬黄　矾石（烧令汁尽）

上二味，等分，捣绢筛，以大麦粥汁和服方寸匕，日三。重衣覆取汗，病随大小便去，小便正黄，大便正黑也。大麦则须是无皮麦者。《千金方》云：硝石二分，熬令燥；矾石一分，熬令燥。故注之。

（155）仲景《伤寒论》：酒疸者，心中懊侬，或热痛，栀子枳实豉大黄汤主之方。

栀子七枚，擘　枳实五枚，破，水渍，炙　香豉一升，绵裹　大黄一两

上四味，切，以水六升，煮取二升，去滓，温服七合，日三服。

（156）《千金》：湿疸之为病，始得之，一身尽疼，发热，面色黄黑，七八日后壮热，热在里，有血当下去之，如豚肝状。其小腹满者，急下之，亦一身尽黄，目黄，腹满，小便不利。矾石散方。

矾石五两　滑石五两

　　上二味，为散。大麦粥汁服方寸匕，日三服。当先食服，便利如血者，当汗出瘥。

卷五

（157）张仲景《伤寒论》，辨疟病，师曰：夫阴气孤绝，阳气独发，而脉微者，其候必少气烦满，手足热而欲呕也，名曰疸疟。若但热不寒者，邪气在心脏，外舍分肉之间，令人消瘦脱肉。

（158）又辨疟脉，夫疟脉自弦，弦数者多热，弦迟者多寒，弦小紧者下之瘥，弦迟者温药愈，弦紧者可发汗、针灸也，浮大者吐之瘥，脉弦数者风疾也，以饮食消息之。

（159）又辨疟，岁岁发至三岁发，连日发不解者，以胁下有痞也。疗之不得攻其痞，但虚其津液，先其时发汗，其服汤已，先小寒者，渐引衣自覆，汗出小便利则愈。疟者，病人形瘦，皮上必粟起。

（160）问：病疟，以月一日发，当以十五日愈；设不瘥者，当月尽解也；如期不瘥，当云何？师曰：此结为癥瘕，名曰疟母，宜急疗之，大鳖甲煎方。

鳖甲十二分，炙　乌扇三分　黄芩三分　柴胡六分　鼠妇三分，熬　干姜三分　大黄三分　芍药五分

桂心三分　葶苈二分，熬　石韦二分　厚朴三分，炙　牡丹皮五分　瞿麦二分　紫葳三分　半夏一分，洗　人参一分　䗪虫五分，熬　阿胶三分，炙　蜂窠四分，炙　赤硝十二分　蜣螂六分，炙　桃仁三分，去皮、尖，熬

上二十三味，末之，取煅灶下土一斗，清酒一斛五升浸土，候酒尽一半，着鳖甲于中，煮令泛烂如胶漆，绞取汁，下诸药煎为丸，如梧子大。空心服七丸，日三服。忌苋菜、生葱、胡荽、羊肉、饧等物。

（161）疟发渴者，与小柴胡去半夏加栝楼汤方。

柴胡八两　黄芩三两　人参三两　大枣十二枚，擘　甘草三两，炙　生姜三两　栝楼根四两

上七味，切，以水一斗二升，煮取六升，去滓，更煎取三升。温服一升，日三。忌海藻、菘菜。

（162）《千金》论曰：瘅疟者，阴气孤绝，阳气独发，其候也，少气烦满，手足热，欲呕，热而不寒，气在心脏。

（163）又曰：有温疟者，其脉如平人，无寒时热，其候骨节疼烦，时呕，朝发暮解，暮发朝解，皆白虎加桂心汤主之方。

知母六两　甘草二两，炙　石膏碎，一斤　粳米六合

上四味，切，以水一斗二升，煮取米烂，去滓，

加桂心三两，煎取三升。分温三服。覆令汗，先寒发热汗出者愈。忌海藻、菘菜、生葱。《伤寒论》云：用秕粳米，不熟稻米是也。

（164）仲景《伤寒论》：牝疟多寒者名牝疟，牡蛎汤主之方。

牡蛎四两，熬　麻黄四两，去节　甘草二两，炙　蜀漆三两，若无，用常山代之

上四味，切，以水先洗蜀漆三遍，去腥，以水八升，煮蜀漆及麻黄，去沫，取六升，纳二物，更煎服二升，去滓。温服一升，即吐，勿更服，则愈。忌海藻、菘菜。

（165）疗牝疟，蜀漆散方。

蜀漆洗，去腥　云母　龙骨

上三味，等分，捣筛为散，先未发前一炊顷[①]，以清酢浆水和半钱服，临发时更服一钱。温疟者，加蜀漆半分、云母炭火烧之，三日三夜用。

---

① 顷：原无，据语意加。

卷六

（166）《仲景论》：霍乱脐上筑者，肾气动也，先疗气，理中汤去术加桂。凡方加术者，以内虚也；加桂者，恐作奔豚也。

理中汤方：

人参三两　甘草三两，炙　白术三两　干姜三两，炮

上四味，切，以水八升，煮取三升，去滓。温服一升，日三夜一。若脐上筑者，肾气动也，去术，加桂心四两；吐多者，去术，加生姜三两；若下多者，复用术；悸者，加茯苓二两；若病先时渴喜得水者，加术，合前成四两半；若腹中痛者，加人参，合前成四两半；若恶寒者，加干姜，合前成四两半；若腹满者，去术，加附子一枚（炮，去皮，破六片），服汤后一食项，饮热粥一升许，汗微出自温，勿发揭衣被也。忌海藻、菘菜、桃李、雀肉等。

（167）又霍乱脐上筑者，以吐多故也。若吐多者，理中汤主之方，如前法加减。霍乱四逆吐少呕多者，

附子粳米汤主之方。

附子一枚，炮，去皮，破六片　半夏半升，洗
甘草一两，炙　大枣十枚，擘　粳米半升

上五味，切，以水八升，煮米熟，去滓。温服一
升，日三。忌羊肉、猪肉、海藻、菘菜、饧。[一方有
干姜一两]

（168）《千金》：理中汤，疗霍乱吐下，胀满食不
消，心腹痛方。

人参三两　白术三两　甘草三两，炙　干姜三两

上四味，以水六升，煮取三升，绞去滓。温分三
服，不瘥，频进两三剂，远行防霍乱，作丸如梧子，
服二十丸。散服方寸匕，酒亦得。若转筋者，加石膏
三两。忌海藻、菘菜、桃李、雀肉等。[与前仲景方同，
加减别]

（169）仲景《伤寒论》，既吐且痢而大汗出，小便
复利，或下利清谷，里寒外热，脉微欲绝，或发热恶
寒，四肢拘急，手足厥逆者，四逆汤主之方。

甘草二两，炙　附子一枚，生，去皮，破六片
干姜一两半

上三味，切，以水三升，煮取一升二合，去滓。
温分二服，加减依后法。忌海藻、菘菜、猪肉。

（170）吐已下断，汗出厥冷，四肢拘急不解，脉
微欲绝者，通脉四逆汤主之方。

甘草二两，炙　大附子一枚，削去皮，破六片
干姜三两，炮，强人可至四两

上三味，以水三升，煮取一升二合，去滓。温分
二服，其脉即出愈。若面色赤者，加葱九茎；若腹中
痛者，去葱，加芍药二两；若呕者，加生姜二两；若咽
痛者，去芍药，加桔梗一两；若利止脉不出者，去桔
梗，加人参二两，病皆与方相应，乃合服之。若吐利
止，身疼痛不休者，消息和其外。《伤寒论》中又有
"疗诸发热霍乱者"，审取之。忌海藻、菘菜、猪肉。
仲景《伤寒论》上证合用通脉四逆加猪胆汤。又吐利
止，身痛不休者，消息和解其外，宜桂枝汤小和之。

（171）《千金》：四逆汤，主多寒，手足厥冷，脉
绝方。

吴茱萸二升　当归三两　桂心三两　芍药三两
细辛二两　通草二两　生姜八两　甘草二两，炙　大
枣十二枚，擘

上九味，切，水六升、清酒六升合煮，取三升。
分温四服。旧方枣二十五枚，今以霍乱法多痞，故除
之。若除枣，入葛根二两佳。忌生葱、生菜、海藻、
菘菜。［仲景《伤寒论》此方名当归四逆加吴茱萸生
姜汤］

（172）又若转筋，入腹中转者方。

取鸡屎白一方寸匕，水六合，煮三沸，温顿服，

勿令病者知。[仲景同]

（173）又疗上焦虚寒，肠鸣下利，心下痞坚，半夏泻心汤方。

半夏五两，洗　黄芩三两　甘草三两，炙　人参三两　干姜三两　黄连一两　桂心三两

上七味，以水九升，煮取三升，去滓。分三服。忌海藻、菘菜、饧、羊肉、生葱、猪肉、冷水。[此仲景半夏泻心汤方。本①无桂心，有大枣十二枚]

（174）仲景《伤寒论》：呕吐病在膈上，后必思水者，急与之。思水，与猪苓散方。

猪苓去皮　茯苓　白术

上三味，各等分，捣筛。饮汁和服方寸匕，日三服。欲饮水者，极与之。本虚与水则哕，攻其热亦哕。忌桃李、雀肉、醋物。

（175）仲景《伤寒论》：夫呕家有痈脓者，不可疗也，其呕脓尽自愈。若先呕后渴者，为欲解也。先渴后呕者，为水停在心下，此属饮家。

呕家本渴，今反不渴者，以心下有支饮故也，此属支饮。[张仲景杂方，此证当用小半夏加茯苓汤方]

（176）呕脉弱，小便复利，身有微热，见厥者，难疗。四逆汤主之方。

———————

① 本：原无，据语意加。

甘草二两，炙　附子一枚，破八片　干姜一两半

上三物，㕮咀，以水三升，煮取一升二合，去滓。温分再服。强人用大附子一枚、干姜三两。忌海藻、菘菜、猪肉。

（177）又呕，心下痞坚者，大半夏汤主之方。

半夏三升，洗，全用　人参三两，切　白蜜一升

上三味，以泉水一斗二升，并蜜和，扬之二百四十遍，煮药取二升半。温服一升，日再服。忌羊肉、饧。

（178）又干呕下利，黄芩汤主之方。

黄芩三两　人参三两　桂心二两　大枣十二枚，擘，破　半夏半升，洗　干姜三两强

上六味，切，以水七升，煮取三升。温分三服。忌羊肉、饧、生葱。

卷七

（179）张文仲疗心下坚痛，大如碗，边如旋盘，名为气分，水饮所结方。

枳实七枚，炙　白术三两

上二味，切，以水一斗，煮取三升。分三服。腹中软，即当散也。忌桃李、雀肉等。［此张仲景《伤寒论》方］

（180）仲景《伤寒论》：心痛彻背，背痛彻心。乌头赤石脂丸主之方。

乌头一分，炮，去皮　附子一分，炮，去皮　赤石脂二分　干姜二分　蜀椒一分，汗

上五味，捣筛，蜜和丸。先食服如麻子大，一服三丸，少少加之。忌猪肉、冷水。

（181）仲景《伤寒论》：心下悬痛，诸逆大虚者，桂心生姜枳实汤主之方。

桂心三两　生姜三两　枳实五枚，炙，破四片

上三味，切，以水六升，煮取三升，去滓。温分三服。忌生葱。

（182）《千金》：厚朴七味汤，主腹满气胀方。

厚朴半斤，炙　甘草炙　大黄各三两　大枣十枚，擘　枳实五枚，大者四枚，炙　桂心二两　干姜五两

上切，以水一斗，煮取五升，去滓，纳大黄，取四升。服八合，日三。呕者，加半夏五合；利者，去大黄；寒，加生姜至半斤。忌海藻、菘菜、生葱、羊肉、饧。［此本仲景《伤寒论》方］

（183）范汪疗腹中寒气胀，雷鸣切痛，胸胁逆满，附子粳米汤方。

附子一枚，炮　半夏半升，洗，去滑　甘草一两，炙　大枣十枚，擘　粳米半升

上五味，切，以水八升，煮米取熟，去米纳药，煮取三升，绞去滓。适寒温饮一升，日三。［仲景《伤寒论》同］忌海藻、菘菜、猪羊肉、饧。

（184）《小品》：疗胁下偏痛，发热，其脉紧弦，此寒也，当以温药下之。

大黄附子汤方：

大黄三两　附子三枚，炮　细辛二两

上三味，切，以水五升，煮取二升。分三服。若强盛人，煮取三升半，分为三服。服别如人行四五里进一服。［仲景同］忌猪肉、冷水、生菜等。

（185）仲景《伤寒论》：寒疝绕脐苦痛，若发则白汗出，手足厥寒，若脉沉弦者，二物大乌头煎主之方。

大乌头十五枚，炮，不哎咀 白蜜二斤

上药，以水三升，煮乌头取二升，去乌头，纳蜜，煎令水气尽，得二升。强人服七合，弱人五合。一服不瘥，明日更服。日止一服，不可再也。忌猪肉、冷水。

（186）寒疝腹满，逆冷，手足不仁，若一身尽痛，灸、刺、诸药所不能治者，抵当乌头桂枝汤主之方。

秋乌头，实中大者十枚，去皮，生用［一方五枚］白蜜二斤［一方一斤］ 桂心四两

上三味，先以蜜微火煎乌头减半，去乌头，别一处；以水二升半，煮桂，取一升，去滓，以桂汁和前蜜合煎之，得一升许。初服二合，不知更服至三合，又不复知，更加至五合。其知如醉状，得吐者，为中病也。忌猪肉、冷水、生葱等。范汪方云：

桂心三两 芍药三两 甘草二两，炙 生姜三两，切 大枣十二枚，擘

上五味，切，以水七升，煮取三升，去滓，取五合，和前乌头、蜜，令得一升余。并同前法服。［仲景《伤寒论》同］

（187）疗寒疝腹中痛，引胁痛及腹，里急者。当归生姜羊肉汤主之方。

当归三两 生姜五两 肥羊肉一斤，去脂

上三味，切，以水一斗，合煮取三升，去滓。温

服七合，日三，痛即当止。若寒多者，加生姜，足前成一斤；若痛多而呕者，加橘皮二两、术一两，合前物煮取三升。加生姜者，亦加水五升，煮取三升二合，服之依前。无忌。

（188）疗寒疝腹中痛者。柴胡桂枝汤方。

柴胡四两　大枣六枚，擘　黄芩一两半　人参一两半　甘草一两，炙　半夏二合半，洗　桂心　生姜各一两半　芍药一两半

上九味，以水八升，煮取三升，去滓。温服一升，日三服。本云：人参汤作如桂枝法，加半夏、柴胡、黄芩，复如柴胡汤法。今着人参作半剂。忌海藻、菘菜、羊肉、饧、生葱。

（189）若不瘥，服诸利丸下之，走马汤亦佳，此名寒疝，亦名阴疝，张仲景飞尸走马汤方。

巴豆二枚，去心、皮，熬　杏仁一枚，去皮、尖

上二味，取绵缠，槌令极碎，投热汤二合，捻取白汁服之，须臾瘥。未瘥，更一服，老小量之。通疗鬼击有尸疰（原"病"）者，常蓄此药，用验。忌野猪肉、芦笋。

卷八

（190）《病源》：痰饮者，由气脉闭塞，津液不通，水饮气停在胸腑，结而成痰。又其人素盛今瘦，水走肠间，漉漉有声，谓之痰饮。其为病也，胸胁胀满，水谷不消，结在腹内、两肋，水入肠胃，动作有声，身体重，多唾，短气，好眠，胸背痛，甚则上气咳逆，倚息短气不得卧，其形如肿，是也。脉偏弦为饮，浮而滑为饮。

（191）《千金》痰饮论，问曰：夫饮有四，何谓？师曰：有痰饮［一云"留饮"］，有悬饮，有溢饮，有支饮。问曰：四饮之证，何以为异？师曰：其人素盛今瘦，水走肠间，沥沥有声，谓之痰饮。饮后水留在胁下，咳唾引痛，谓之悬饮。饮水过多，归于四肢，当汗出而不汗出，身体疼重谓之溢饮。其人咳逆，倚息短气不得卧，其形如肿，谓之支饮。

凡心下有水者，筑筑而悸，短气而恐，其人眩而癫，先寒即为虚，先热即为实。故水在于心，其人心下坚，筑筑短气，恶水而不欲饮；水在于肺，其人吐涎沫，欲饮水；水在于脾，其人少气，身体尽重；水在于肝，胁下支满，嚏而痛；水在于肾，心下悸。夫病人卒饮水多，必暴喘满。凡食少饮多，水停心下，甚者则悸，微者短气，脉双弦者寒也，皆大下后喜虚耳。脉偏弦者饮也，肺饮不弦，但喜喘短气。支饮亦喘而不能眠，加短气，其脉平也。留饮形不发作，无热，脉微。烦满不能饮食，脉沉滑者，留饮病。病有留饮者，胁下痛引缺盆，咳嗽转甚［一云"辄已"］，其人咳而不得卧，引项上痛，咳者如小儿掣疭状。夫胸中有留饮，其人短气而渴，四肢历节痛；心下有留饮，其人背寒冷大如手。病人胸息上引，此皆有溢饮在胸中。久者缺盆满，马刀肿有剧时，此为气饮所致也。膈上之病，满喘咳吐，发则寒热，背痛恶寒，目泣出，其人振振身，剧必有伏饮。病人一臂不随，时复转移在一臂，其脉沉细，此非风也，必有饮在上焦。其脉虚者，为微劳，荣卫气不周故也。

（192）《延年》：茯苓饮，主心胸中有停痰宿水，自吐水出后，心胸间虚，气满，不能食，消痰气，令能食方。

茯苓三两　人参二两　白术三两　生姜四两　枳实二两，炙　橘皮一两半，切

上六味，切，以水六升，煮取一升八合，去滓。分温三服，如人行八九里进之。忌酢物、桃李、雀肉

等。［仲景《伤寒论》同］

（193）《千金》：疗悬饮，十枣汤方。

芫花　甘遂　大戟

上三味，等分，捣筛，以水一升五合，煮大枣十枚，取八合，绞去滓，纳药末。强人取一钱匕，羸人半钱匕，顿服之。平旦不下者，益药半钱。下后以糜粥自养。［此本仲景《伤寒论》方］

（194）范汪：溢饮者，当发其汗，大青龙汤主之方。

麻黄六两，去节　桂心二两　甘草炙，二两　生姜三两　石膏如鸡子一枚　杏仁四十枚，去双仁、皮、尖　大枣十枚，擘

上七味，㕮咀，以水九升，先煮麻黄减二升，乃纳诸药，煮取三升，绞去滓。适寒温，服一升。温覆令汗，汗出多者，温粉粉之。一服汗出者，勿复服。汗出多亡阳，逆虚，恶风，烦躁不得眠。脉微弱，汗出恶风，不可服，服之则厥逆，筋惕肉𥆧，此为逆也。忌海藻、菘菜、生葱。［此本仲景《伤寒论》方］

（195）《千金》：溢饮者，当发其汗，宜青龙汤方。

麻黄去节　芍药　细辛　桂心　干姜　甘草炙，各三两　五味子半升　半夏半升，洗

上八味，切，以水一斗，先煮麻黄减二升，乃纳余药，煮三升，去滓。温服一升。忌海藻、菘菜、羊

肉、饧、生菜、生葱。［此仲景《伤寒论》小青龙汤也］

（196）《病源》：支饮，谓水饮停于胸膈之间，支乘于心，故云支饮。其病令人咳逆喘息，身体如肿之状，谓之支饮。

（197）深师：疗心下有支饮，其人喜眩［一作"苦冒"］，泽泻汤方。

白术二两　泽泻五两

上二味，切，以水二升，煮取一升，又以水一升，煮取五合，合此二汁，分为再服。忌桃李、雀肉等。［此本仲景《伤寒论》方］

（198）《千金》：疗支饮不得息，葶苈大枣泻肺汤方。

葶苈子，熬令紫色，捣为丸，如弹丸大　大枣十二枚

上二味，先以水三升煮大枣，得汁二升，纳葶苈，煎取一升。顿服，三日服一剂，可服三四剂。［此本仲景《伤寒论》方］

（199）呕家不渴，渴者为欲解，本渴，今反不渴，心下有支饮故也，小半夏汤主之，加茯苓者是也。先渴却呕，此为水停心下，小半夏加茯苓汤主之。卒呕吐，心下痞，膈间有水，目眩悸，小半夏加茯苓汤方。

半夏一斗，洗　生姜半斤　茯苓四两

上三味，切，以水七升，煮取一升五合。分再服。

忌羊肉、饧、大醋。[仲景《伤寒论》茯苓三两。余并同]

（200）假令瘦人，脐下有悸者，吐涎沫而癫眩，水也，五苓散主之方。

猪苓去皮　白术　茯苓各三分　桂心二分，去皮
泽泻五分

上五味，下筛，水服方寸匕，日三。多饮水，汗出愈。忌桃李、雀肉、生葱、醋物等。[此本仲景《伤寒论》方]

（201）心下有痰饮，胸胁支满，目眩，甘草汤主之方。

甘草二两，炙　桂心　白术各三两　茯苓四两

上四味，细切，以水六升，煮取三升，去滓，服一升，日三，小便当利。忌海藻、菘菜、生葱、桃李、醋物等。[此本仲景《伤寒论》方]

（202）又夫酒客咳者，必致吐血，此坐而极饮过多所致也。其脉虚者必冒，其人本有支饮在胸中也。支饮胸满，厚朴大黄汤主之方。

厚朴一两，炙　大黄六两　枳实四两，炙

上三味，细切，以水五升，煮取二升，去滓。分温再服之。[此本仲景《伤寒论》方]

（203）膈间支饮，其人喘满，心下痞坚，面黧黑，其脉沉紧，得之数十日，医吐下之不愈，木防己汤主

之方。

　　木防己三两　石膏鸡子大十二枚，碎，绵裹　桂心二两　人参四两，切

　　上四味，以水四升，煮取二升，去滓。分再服，虚者即愈，实者三日复发，则复与。不愈者，宜去石膏加茯苓芒硝汤方。

　　木防己三两　桂心二两　人参　茯苓各四两　芒硝三合

　　上五味，以水六升，煮四味，取二升，去滓，纳芒硝，分温再服，取微下利则愈。忌生葱。[此本仲景《伤寒论》方]

　　（204）《千金》：疗病者脉伏，其人欲自利，利者反快，虽利心下续坚满，此为留饮欲去故也，甘遂半夏汤主之方。

　　甘遂大者三枚　半夏十二枚，洗，以水一升，煮取半升，去滓　芍药一两[又云三枚]　甘草如指大一枚，炙，以水一升，煮取半升，去滓

　　上四味，以蜜半升，纳药汁及蜜合一升，煎取八合。顿服之。忌海藻、菘菜、羊肉、饧。[此本仲景《伤寒论》方]

　　（205）深师：附子汤，疗气分，心下坚如盘，边如旋杯，水饮所作，此汤主之方。

　　桂心三两　生姜三两　麻黄三两，去节　甘草二

两，炙　细辛三两　大附子一枚，炮　大枣十二枚，
擘

上七味，切，以水七升，先煮麻黄再沸，掠去沫，
乃下诸药，煮取二升，去滓。分服七合，当汗出如虫
行皮中，即愈。神验。忌海藻、菘菜、生葱、猪肉、
冷水、生菜等。[仲景《伤寒论》名桂枝去芍药加麻黄
细辛附子汤]

（206）《备急》：疗心下坚，大如盘，边如旋盘，
水饮所作，枳实白术汤方。

枳实七枚，炙　白术三两

上二味，切，以水一斗，煮取三升，分三服，腹
中软即散。此出姚大夫方。忌桃李、雀肉等物。[此本
仲景《伤寒论》方]

（207）疗胃反，吐水及吐食方。

大黄四两　甘草二两，炙

上二味，切，以水三升，煮取一升，去滓。分温
再服。如得可，则隔两日更服一剂。神验。千金不传。
忌海藻、菘菜。[此本仲景《伤寒论》方]

卷九

（208）疗大逆上气，喉咽不利，止逆下气，麦门冬汤主之方。

麦门冬二升，去心　半夏一升，洗　人参　甘草各二两，炙　粳米三合　大枣十枚

上六味，切，以水一斗二升，煮取六升。服半升，日三夜一。忌羊肉、饧、海藻、菘菜。[此本仲景《伤寒论》方]

（209）又咳家，其人脉弦为有水，可与十枣汤下之。不能卧坐者，阴不受邪故也。

（210）夫有支饮家，咳烦胸中痛者，不卒死，至一百日、一岁，与十枣汤方。

芫花　甘遂　大戟并熬，等分

上三味，捣，下筛，以水一升五合，煮大枣十枚，取八合，绞去滓，纳药末。强人取重一钱，羸人半钱匕，顿服之。平旦服而不下者，明旦更益药半钱，下后自补养。[此方仲景《伤寒论》方]

（211）又咳而引胁下痛者，亦十枣汤主之。用

前方。

（212）又夫酒客咳者，必致吐血，此坐久极饮过度所致也。其脉沉者，不可发汗。久咳数岁，其脉弱者可疗，实大数者死。其脉虚者必苦冒也，其人本有支饮在胸中故也。治属饮家。上气汗出而咳，属饮家。咳而小便利，若失溺，不可发汗，发汗出则厥逆冷。

（213）咳逆倚息不得卧，小青龙汤主之。

麻黄去节　芍药　细辛　桂心　干姜　甘草炙，各三两　五味子半升　半夏半升，洗

上八味，切，以水一斗，先煮麻黄减二升，去沫，乃纳诸药，煮得三升，去滓。服一升。若渴者，去半夏，加栝楼根三两；微利者，去麻黄，加荛花如鸡子大，熬黄；若食饮噎者，去麻黄，加附子（一枚，炮，去皮，六片破）；小便不利，少腹满者，去麻黄，加茯苓四两；若喘，去麻黄，加杏仁（半升，去皮、尖、两仁者，熬）。荛花不主利，麻黄止喘，今语反之，疑非仲景意加减。忌海藻、菘菜、生葱、生菜、羊肉、饧。［此本仲景《伤寒论》方］

（214）青龙下已，多唾口燥，寸脉沉而尺脉微，手足厥逆，气从少腹上撞胸咽，手足痹，其面翕热如醉状，因复下流阴股，小便难，时复冒者，可与茯苓桂心甘草五味子等汤主之，治其气撞方。

茯苓四两　桂心一两　甘草三两，炙　五味子

半升

上四味，切，以水八升，煮取三升，去滓，温分三服。忌海藻、菘菜、生葱。[以《千金》校之，亦脱此方，今于仲景方录附之]

（215）冲气则抵，而反更咳胸满者，与茯苓、甘草、五味子，去桂心，加干姜、细辛，以治其咳满方。

茯苓四两　甘草炙　干姜　细辛各三两　五味子半升

上五味，切，以水八升，煮取三升，去滓。温服一升，日三。忌海藻、菘菜、生菜、醋等物。

（216）咳满即止，而复更渴，冲气复发者，以细辛、干姜为热药也，此法不当逐渴，而渴反止者，为支饮也。支饮法当冒，冒者必呕，呕者复纳半夏，以去其水方。

茯苓四两　甘草炙　干姜　细辛各三两　五味子半升　半夏半升，洗

上六味，切，以水八升，煮取三升，去滓，温服一升，日三。忌海藻、菘菜、生菜、羊肉、饧、酢等。

（217）水去呕则止，其人形肿，可纳麻黄，以其欲逐痹，故不纳麻黄，乃纳杏仁也。若逆而纳麻黄者，其人必厥，所以然者，以其人血虚，麻黄发其阳故也方。

茯苓四两　干姜三两　细辛三两　五味子半升

半夏半升，洗　　杏仁半升，去皮、尖、两仁者　　甘草三两，炙

上七味，切，以水一斗，煮取三升，去滓。温服一升，日三。忌海藻、菘菜、生菜、羊肉、饧、酢等。

（218）若面热如醉状者，此为胃中热上冲，熏其面令热，加大黄利之方。

细辛　　甘草炙　　干姜各三两　　茯苓四两　　五味子半夏洗　　杏仁去皮、尖，各半升　　大黄三两，蒸

上八味，切，以水一斗，煮取三升，去滓。温服一升，日三服。忌海藻、菘菜、生菜、饧、醋、羊肉。

（219）疗咳逆上气，时时唾浊，但坐不得卧。皂荚丸方。

长大皂荚一挺，去皮、子，炙

上一味，捣筛，蜜和。服如梧子一丸，日三夜一，以大枣膏和汤下之。[此本仲景《伤寒论》方。一名枣膏丸]

卷十

（220）仲景《伤寒论》：疗肺痿吐涎唾不咳者，其人不渴，必遗溺，小便数，所以然者，以上虚不能制偃下故也，此为冷，必眩，甘草干姜汤主之，以温其脏方。

甘草四两，炙　干姜二两

上二味，切，以水三升，煮取一升半，分温二服，服汤已，小温覆之。若渴者，属消渴。忌海藻、菘菜。

（221）疗肺痿涎唾多，心中温温液液者。炙甘草汤方。

甘草四两，炙　生姜三两，去皮　人参二两　地黄一斤　阿胶三两，炙　大麻子仁半升　大枣四十枚，擘　麦门冬半斤，去心　桂心二两

上九味，切，以美酒七升、水八升相和，先煮八味，取四升，绞去滓，纳胶，上微火烊销。温服七合，日三夜一。忌海藻、菘菜、生葱、芜荑。

（222）《集验》：疗肺痿，咳唾涎沫不止，咽燥而渴［一云"不渴"］方。

生姜五两　人参三两　甘草二两，炙　大枣十二枚，擘

上四味，切，以水五升，煮取一升半，分再服。忌海藻、菘菜。[仲景《伤寒论》同]

（223）仲景《伤寒论》，肺胀者，咳而上气，烦躁而喘，脉浮者，以心下有水。宜服小青龙汤加石膏主之方。

麻黄三两，去节　五味子半升　石膏碎，绵裹　干姜　芍药　细辛各三两　桂心　甘草炙，各三两　半夏半升，洗

上九味，切，以水一斗，先煮麻黄减二升，去上沫，纳诸药，煮取二升半，去滓。温服，强人一升，瘦人及老小以意减之，日三夜一。忌生葱、生菜、海藻、菘菜、羊肉、饧等。

（224）肺胀者，病人喘，目如脱状，脉浮大也。肺胀而咳者，越婢加半夏汤主之方。

大枣十五枚，擘　半夏半升，洗　生姜三两　麻黄六两，去节　甘草二两，炙　石膏半斤，碎，绵裹

上六味，切，以水六升，先煮麻黄三二沸，去沫，纳诸药，煮取二升，去滓。温服八合，日三。不知，更作之。忌海藻、菘菜、羊肉、饧。

（225）深师：疗咳而上气，肺胀，其脉浮，心下有水气，小青龙汤加石膏二两；设若有实者，必躁，其

人常倚伏，小青龙汤方。［用前仲景方］

（226）《千金》：疗肺胀，咳嗽上气，咽燥，脉浮，心下有水，麻黄汤方。

麻黄去节　芍药　生姜五两　细辛　桂心各三两　半夏半升，洗　石膏四两，碎，绵裹　五味子半升

上八味，切，以水一斗，煮取三升。分三服。忌生葱、羊肉、饧、生菜。

（227）仲景《伤寒论》：咳，胸中满，而振寒，脉数，咽干，不渴，时出浊唾腥臭，久久吐脓如粳米粥者，肺痈也，桔梗白散主之方。

桔梗三分　贝母三分　巴豆一分，去皮、心，熬，研作脂

上三味，捣筛。强人饮服半钱匕，羸人减之。若病在膈上者必吐，膈下者必利。若利不止者，饮冷水一杯则定。忌猪肉、芦笋等。

（228）《集验》：疗胸中满而振寒，脉数，咽燥而不渴，时时出浊唾腥臭，久久吐脓如粳米粥，是为肺痈，桔梗汤方。

桔梗二两［《千金》《古今方》云“用一两”］　甘草二两，炙

上二味，切，以水三升，煮取一升。分再服，朝暮吐脓血则瘥。忌海藻、菘菜、猪肉、冷水。［此本仲景《伤寒论》方］

（229）肺痈喘不得卧，葶苈大枣泻肺汤主之。兼疗胸胁胀满，一身面目浮肿，鼻塞清涕出，不闻香臭酸辛，咳逆上气，喘鸣迫塞方。

葶苈三升，熬，令色紫①

上一味，捣，令可丸，以水三升，煮、擘大枣二十枚，得汁二升，纳药如弹丸一枚，煎取一升，顿服。[仲景《伤寒论》同]

（230）疗肺痈，苇汤方。

锉苇一升　薏苡仁半升　桃仁五十枚，去皮、尖、两仁者　瓜瓣半升

上四味，哎咀，以水一斗，先煮苇令得五升，去滓，悉纳诸药，煮取二升。分再服，当吐如脓。仲景《伤寒论》云：苇叶切，二升。

（231）疗咳而上气，咽中如水鸡声。

射干麻黄汤方：

射干十二枚　麻黄去节　生姜各四两　紫菀三两款冬花三两　细辛三两　五味子半升　半夏如钱大许八枚，洗　大枣七枚

上九味，切，以东流水一斗二升，煮取三升。分三服。忌羊肉、饧、生菜。[此本仲景《伤寒论》方]

---

① 紫：原脱。

卷十一

（232）厥阴之为病，消渴，气上冲，心中疼热，饥不欲食，甚者则欲吐，下之不肯止。

（233）张仲景曰：若热结中焦则为坚热也。热结下焦则为溺血。亦令人淋闭不通。

（234）近效祠部李郎中消渴方二首……是故张仲景云：宜服此八味肾气丸，并不食冷物及饮冷水。……张仲景云：足太阳者，是膀胱之经也。膀胱者，是肾之腑也。而小便数，此为气盛，气盛则消谷，大便鞕。衰则为消渴也。男子消渴，饮一斗水，小便亦得一斗，宜八味肾气丸主之。神方，消渴人宜常服之。

干地黄八两　薯蓣四两　茯苓三两　山茱萸五两泽泻四两　牡丹皮三两　附子三两，炮　桂心三两

上药捣筛，蜜和丸如梧子大，酒下十丸，少少加，以知为度。忌猪肉、冷水、芜荑、胡荽、酢物、生葱。

卷十二

（235）仲景《伤寒论》：疗胸痹，理中汤方。

人参三两　甘草三两，炙　白术三两　干姜三两

上四味，切，以水八升，煮取三升，去滓。温服一升，日三夜一，频服三剂愈。忌海藻、菘菜、桃李、雀肉等。[张仲景云：胸痹心中痞坚，留气结于胸，胸满，胁下逆气抢心，理中汤亦主之]

（236）《千金》论曰：夫脉当取太过与不及，阳微阴弦，即胸痹而痛。所以然者，责其极虚故也。今阳虚知在上焦，所以胸痹心痛者，以其脉阴弦故也。平人无寒热，短气不足以息者，实也。[仲景《伤寒论》同]

（237）胸痹之病，喘息咳唾，胸背痛，短气，其脉沉而迟，关上小紧数者，栝楼汤主之方。

栝楼一枚　薤白一斤　半夏半升，洗　生姜四两枳实二两，炙

上五味，切，以白截浆一斗煮，取四升。服一升，日三。[《肘后》、仲景《伤寒论》无生姜、枳实，半

夏等三味同]。忌羊肉、饧。

（238）又胸中气塞短气，茯苓汤主之方。

茯苓三两　甘草一两，炙　杏仁五十枚，去两仁、皮、尖

上三味，哎咀，以水一斗，煮取五升。温服一升，日三服。不瘥更合。[仲景《伤寒论》同]忌大醋、海藻、菘菜。

（239）范汪：疗胸痹，心中痞坚，留气结于胸中，胸满，胁下逆气抢心。

枳实汤方：

陈枳实四枚，炙　厚朴四两，炙　薤白八两　桂心一两　栝楼实一枚

上五味，先以水五升，煮枳实、厚朴，取二升半，去滓。纳余药，又煎三两沸，去滓。分温三服。除心气良。忌生葱。[此本仲景《伤寒论》方]

（240）疗胸痹，偏缓急，薏苡仁散方。

薏苡仁五百枚　附子十枚，大者，炮　甘草三两，炙

上三味，捣，下筛。服方寸匕，日三。忌海藻、菘菜、猪肉、冷水。

（241）又疗胸痹，偏缓急，薏苡仁散方。

薏苡仁一千五百枚　附子大者十枚，炮

上二味，捣，下筛。服方寸匕，日三。不知稍增

之。忌猪肉、冷水。[仲景方用薏苡仁十五两]

（242）仲景《伤寒论》: 胸痹之病，胸中愊愊如满，噎塞习习如痒，喉中涩，唾燥沫是也，橘皮枳实汤主之方。

橘皮半斤　枳实四枚，炙　生姜半斤

上三味，切，以水五升，煮取二升。分再服。

（243）仲景《伤寒论》: 胸痹之病，喘息咳唾，胸背痛，短气，寸脉沉而迟，关脉小紧数者，栝楼薤白白酒汤主之方。

栝楼实一枚　薤白半升，切

上二味，以白戳酒七升，煮取二升，去滓。温分再服。

（244）仲景《伤寒论》: 胸痹不得卧，心痛彻背者，栝楼薤白半夏白戳浆汤主之方。

大栝楼一枚　薤白三两，切　半夏半升，洗

上三味，以白戳浆一斗，煮取四升，去滓。温服一升，日三。忌羊肉、饧。

卷十三

（245）《备急》：张仲景疗飞尸，走马汤方。

巴豆二枚，去心、皮　杏仁二枚，去皮、尖

上二物，绵缠，捶令极碎，投热汤二合。指捻取白汁便饮之，食顷当下，老小量服之，通疗鬼击病。忌野猪肉、芦笋。此方已见卒疝中，正疗飞尸，故不删也。

卷十四

（246）深师：疗中风，汗出干呕，桂枝汤方。

桂心　甘草炙，各三两　大枣十二枚，擘

上三味，切，以水五升，煮取二升半。分三服。一方用生姜五两。忌生葱、海藻、菘菜。

（247）桂枝汤，疗中风，身体烦疼，恶寒而自汗出，头强痛急方。

桂心五两　生姜八两　甘草二两，炙　葛根八两　芍药三两　大枣十二枚，擘

上六味，切，以水七升，煮取二升半。服八合，日三，温覆取汁。陆伯庸用良。忌生葱、海藻、菘菜。

（248）麻黄汤，疗中风，气逆满闷，短气方。

麻黄三两，去节　甘草二两，炙　石膏四两，碎，绵裹　杏仁五十枚，去两仁及皮、尖，碎　人参三两　干姜五两　茯苓　防风各四两　桂心三两　半夏一升，洗

上十味，以水九升，煮取三升。先食服一升，日三服，甚良。忌海藻、生葱、羊肉、饧、菘菜。

（249）茯苓汤，疗中风入腹，心下如刺，不得卧，或在胁下，转动无常，腹满短气，慅慅欲死。此病或中虚冷，或素有宿食，食饮不消，或素风气在内，今得他邪，往干五脏，故成。此病方。

茯苓二两　芎䓖　干姜　芍药　白术　当归　人参各一两　枳实三分，炙　甘草一两，炙

上九味，细切，以水九升，煮取三升。日三。若病剧者，可相去如人行五里顷一服。胸中有气，可加人参二两。服一剂不瘥，不过两剂，神良。忌海藻、菘菜、桃李、雀肉、大酢。

（250）《古今录验》：疗中风发三春，脉浮短者多凶，大而长可疗。

青龙汤方：

甘草一两，炙　麻黄二两，去节　桂心七寸　大枣二十枚，擘　生姜　芍药各二两

上六味，切，以水六升，煮取二升半。分为再服。初服覆取汗，后即止。忌海藻、菘菜、生葱等物。

（251）又续命汤，治中风痱，身体不能自收，口不能言，冒昧不知人，不知痛处，或拘急不得转侧。姚云：与大续命同，兼疗产妇大去血者及老人、小儿方。

甘草炙　桂心　当归　人参　石膏碎，绵裹　干姜各二两　麻黄三两，去节　芎䓖一两　杏仁四十枚，

去皮、尖、两仁

　　上九味，㕮咀，以水一斗。煮取四升。服一升当小汗，薄覆脊，凭几坐，汗出则愈。不更服，无所禁，勿当风。并疗但伏不得卧，咳逆上气，面目洪肿。忌海藻、菘菜、生葱。《范汪方》主病及用水升数、煮取多少并同。汪云：是仲景方，本欠两味。

卷十五

（252）侯氏黑散疗风癫方。

菊花四十分　防风　白术各十分　茯苓　细辛　牡蛎熬　钟乳研　礜石泥裹，烧半日，研　人参　干姜　桂心　芎䓖　当归　矾石如马齿者，烧令汁尽，研，各三分　黄芩五分

上十五味，捣，合下筛。以酒服方寸匕。日三。忌桃李、雀肉、胡荽、青鱼鲊、酢物、生葱、生菜。〔张仲景此方更有桔梗八分，无钟乳、礜石，以温酒下之。禁一切鱼肉、大蒜，常宜冷食六十日上，即药积在腹中不下也，热食即下矣，冷食自能助药力〕

（253）疗大人风引，少小惊痫瘛疭，日数十发，医所不能疗，除热镇心，紫石汤方。

紫石英　滑石　白石脂　石膏　寒水石　赤石脂各八两　大黄　龙骨　干姜各四两　甘草炙　桂心　牡蛎熬，各三两

上十二味，捣筛，盛以韦囊，置于高凉处。大人欲服，乃取水二升，先煮两沸，便纳药方寸匕；又煮

取一升二合，滤去滓，顿服之。少小未满百日，服一合。热多者，日二三服，每以意消息之。紫石汤，本无紫石英。紫石英贵者可除之。永嘉二年，大人、小儿频行风痫之病，得发则①不能言，或发热，半身掣缩，或五六日，或七八日死。张思维合此散，所疗皆愈。忌海藻、菘菜、生葱。[此本仲景《伤寒论》方]

（254）《近效》：白术附子汤，疗风虚头重眩苦极，不知食味，暖肌补中益精气。又治风湿相搏，骨节疼痛，不得屈伸，近之则痛剧，汗出短气，小便不利，恶风不欲去衣，身体微肿者方。

白术三两　附子二枚，炮　甘草二两，炙　桂心四两

上四味，切，以水六升，煮取三升。分为三服，日三。初服得微汗即解，能食。复烦者，将服五合以上愈。忌海藻、菘菜、猪肉、生葱、桃李、雀肉等。[此本仲景《伤寒论》方]

---

① 则：原作"例"。

卷十六

（255）范汪：疗男子虚，失精。

三物天雄散方：

天雄三两，炮　白术八分　桂心六分

上药捣，下筛。服半钱匕，日三，稍稍增之。忌猪肉、冷水、桃李、雀肉、生葱。张仲景方有龙骨。

卷十七

（256）《集验》：疗虚劳里急诸不足。

黄芪建中汤方：

黄芪三两　桂心三两　甘草三两，炙　芍药二两
生姜四两　大枣十二枚，擘　饴糖一斤

上七味，切，以水一斗二升，煮取六升，去滓，纳饴糖令消。适寒温，服一升，间日可作。呕者，倍生姜；腹满者，去枣，加茯苓四两。忌生葱、海藻、菘菜。［此本仲景方，恐是甘草二两、芍药六两、生姜三两也］

（257）《古今录验》：疗虚劳，腹中痛，梦失精，四肢酸疼，手足烦热，咽干口燥，并妇人少腹痛。

芍药汤方：

芍药六两　桂心三两　甘草三两，炙　生姜四两
大枣十二枚，擘　饴糖一斤

上六味，切。以水九升，煮取三升，去滓，下糖。分服七合，日三夜一。忌海藻、菘菜、生葱。［此仲景小建中汤方。本云：甘草二两、生姜三两］

卷十八

（258）又若脚气上入少腹，少腹不仁，即服张仲景八味丸方。

干地黄八两　泽泻四两　附子二两，炮　薯蓣四两　茯苓三两　桂心三两　牡丹三两，去心　山茱萸五两

上八味，捣筛，蜜和为丸如梧子，酒服二十丸，渐加至三十丸，仍灸三里、绝骨。若脚数转筋，灸承山。若脚胫内稍不仁，灸三阴交。忌猪肉、冷水、生葱、醋物、芜荑。

（259）又越婢汤，疗风痹脚弱方。

麻黄六两，去节　石膏半斤，碎　白术四两　大附子一枚，炮　生姜三两　大枣十五枚，擘　甘草二两，炙

上七味，切，以水七升，先煮麻黄再沸，去上沫，纳诸药，煮取二升。分三服，覆取汗。一方用附子二枚。忌海藻、菘菜、猪肉、冷水、桃李、雀肉等。［此仲景方，本云越婢加术汤，又无附子。胡洽云：若恶

风者，加附子一枚；多冷疾者，加白术]

（260）麻仁丸，疗大便坚，小便利而不渴方。

麻子仁一升　枳实八两，炙　杏仁一升，去两仁、皮、尖，熬　芍药八两　大黄一斤　厚朴一尺，炙

上六味，捣筛，蜜和丸如梧子。饮服五丸，日三，加至十丸。一本芍药六两。[此本仲景《伤寒论》脾约丸方]

卷十九

（261）《千金》：疗中风，手足拘挛，百节疼痛，烦热心乱，恶寒经日，不欲饮食。

张仲景三黄汤方：

麻黄五分，去节　独活四分　细辛二分　黄芪二分　黄芩三分

上五味，切，以水五升，煮取二升。分二服，一服小汗，两服大汗。心中热加大黄二分，腹满加枳实一分（炙），气逆加人参三分，悸加牡蛎三分（熬），渴加栝楼根三分，先有寒加八角附子一枚（炮）。此方神秘不传。忌生菜。

（262）深师：疗风湿，脉浮身重，汗出恶风方。

汉防己四两　白术三两　蜀黄芪五分　甘草二两，炙　大枣十二枚，擘　生姜三两

上六味，㕮咀，以水六升，煮取二升。分为三服，服汤当坐被中，欲解汗出，如虫行皮中。忌桃李、雀肉、海藻、菘菜。［此本仲景《伤寒论》方］

（263）四物附子汤，疗风湿相搏，骨节疼烦掣痛，

不得屈伸，近之则痛，白汗出，短气，小便不利，恶风不欲去衣，或一身悉肿方。

附子二枚，炮，八破　桂心四两　白术三两　甘草二两，炙

上药㕮咀，以水六升，煮取三升，去滓。服一升，日三，当微汗。烦者，一服五合。蔡公数用验。忌猪肉、冷水、生葱、桃李、雀肉、海藻、菘菜等。[此本仲景《伤寒论》方]

（264）疗湿家，始得病时，可与薏苡麻黄汤方。

薏苡半升　麻黄四两，去节　甘草二两，炙　杏仁二两，去皮、尖、两仁，碎

上四味，㕮咀，以水五升，煮取二升。分再服，汗出即愈。湿家烦疼，可以甘草麻黄汤发汗，不瘥更合。饮家加白术四两，名白术麻黄汤。忌海藻、菘菜、桃李、雀肉等。[此本仲景方，分两小异]

（265）张仲景云：四肢者，身之支干也。其气系于五脏六腑，其分度浅薄，灸之不欲过多，须依经数也。过谓余病则宜依之。若脚气不得拘此例。风毒灸之，务欲多也。依此经数，则卒难愈疾。

卷二十

（266）师曰：病有风水，有皮水，有正水，有石水，有黄汗。风水，其脉自浮，外证骨节疼痛，其人恶风。皮水，其脉亦浮，外证胕肿，按之没指，不恶风，其腹如鼓，不满不渴，当发其汗。正水，其脉沉迟，外证自喘。石水，其脉自沉，外证腹满不喘。黄汗，其脉沉迟，身体发热，胸满，四肢、头面肿，久未愈，必致痈脓。

（267）深师：疗大风水脉浮，浮为在表，其人或头汗出，表无他病，但下重，故知从腰以上为和，腰以下当肿及阴，难以屈伸。

木防己汤方：

生姜三两　大枣十二枚，擘　白术四两　木防己四两　甘草二两，炙　黄芪五两

上六味，切，以水六升，煮取二升。分三服。喘者加麻黄，身重、胃中不和者，加芍药，气上冲者加桂心，下久寒者加细辛、防己、黄芪为本。服药欲解，当如虫行皮中状，从腰以下冷如冰，服汤后坐被上，

又以一被绕腰温下，令得汗，汗出则愈也。忌海藻、菘菜、桃李、雀肉等。[此本仲景《伤寒论》方]

（268）《古今录验》：疗风水恶风，举身悉肿，脉浮不渴，欲自有汗而无大热。

越婢汤方：

麻黄六两，去节　生姜三两　甘草二两，炙　石膏半斤，碎，绵裹　大枣十五枚，擘

上五味，切，以水六升，先煮麻黄再沸，去上沫，纳诸药，煮取三升。分三服。恶风加附子一枚（炮），风水加术四两，服如上法；咳，肺胀，加半夏五合（洗），一服五合，稍稍增之。忌猪羊肉，饧、海藻、菘菜、桃李、雀肉等。[此本仲景《伤寒论》方，云：里水，越婢加术汤主之]

（269）深师：疗皮水如肿，水气在皮肤中，四肢集集动。

木防己汤方：

木防己三两　黄芪三两　桂心三两　茯苓六两甘草二两，炙

上五味，切，以水六升，煮取二升。分再服。忌海藻、菘菜、生葱、酢物。

（270）范汪：皮水，一身面目悉肿，甘草麻黄汤主之方。

甘草二两，炙，㕮咀　麻黄四两，寸斩之，去节

上二味，以五升水先煮麻黄再沸，去上沫，乃纳甘草煮得一升，绞去滓。适寒温，先服一升，重复之。日移二丈所当汗出，汗出勿复服。不汗乃复服，当慎护风寒，数日乃出入。忌海藻、菘菜。

（271）《古今录验》：皮水，越婢汤加术主之方。

麻黄六两，寸折，去节　大枣十二枚，擘　白术四两　生姜三两，切　甘草二两，炙　石膏半斤，绵裹

上六味，㕮咀，以水七升，煮麻黄一二沸，去上沫，乃纳余药，煮取二升，绞去滓。适寒温服七合，日三。忌海藻、菘菜、桃李、雀肉等。［以上三方并本出仲景《伤寒论》］

卷二十三

（272）《古今录验》鸡子汤，疗喉痹方。

半夏末方寸匕

上一味，开鸡子头去中黄白，盛醇苦酒令小满，纳半夏末，着中搅令和，鸡子着刀子镮令稳，炭上令沸，药成，置杯中，及暖稍咽之，但肿即减。忌羊肉、饧。［此与仲景苦酒汤同。半夏不可作末，剖之可也］

（273）汗后遂漏不止，其人恶风，小便难，四肢微急，难以屈伸。

桂枝加附子汤方：

大枣十三枚，擘　附子一枚大者，炮，去皮，破八片　桂心三两　芍药三两　生姜三两　甘草二两，炙

上六味，切，以水七升，煮取三升，温服一升。忌猪肉、冷水、海藻、菘菜、生葱。［此本张仲景《伤寒论》方］

卷二十五

（274）乌梅丸，疗冷痢久下方。

乌梅三百粒　当归四两　干姜十两　桂心六两附子六两，炮　黄连十六两　蜀椒四两，汗　细辛六两　人参六两　黄柏六两

上十味，异捣，筛，合治之。苦酒渍乌梅一宿，去核，蒸之如五斗米下，捣如泥，盘中揉令相得，蜜和捣二千杵。食前饮服如梧子十丸，日三，稍增至二十丸。忌生冷、猪肉、冷水、生葱、生菜。［此本仲景《伤寒论》方］

卷二十七

（275）《古今录验》：麻子仁丸，疗大便难，小便利，而反不渴者，脾约方。

麻仁二升，别为膏　枳实半斤，炙　芍药半斤　大黄一斤　厚朴一尺，炙　杏仁一升，去皮、尖，熬，别为脂

上六味，捣筛为末，炼蜜为丸，如梧桐子大。每服饮下十丸，渐增至三十丸，日三服。[此本仲景《伤寒论》方]

卷二十八

（276）《肘后》：疗卒魇，昧不寤方。

又方：捣薤取汁，吹两鼻孔，冬日取韭绞汁，灌口。[仲景同]

（277）张仲景云：尸厥病，脉动而无气，气闭不通，故静然如死耳方。

以菖蒲末吹入两鼻孔中，又以桂末着舌下，云扁鹊疗楚王法。

（278）仲景云：自缢死，旦至暮，虽已冷，必可疗；暮至旦，小难也，恐此当言阴气盛故也。然夏时夜短于昼，又热，犹应可疗。又云：心下若微温者，一日以上犹可活，皆徐徐抱解，不得截绳，上下安被卧之，一人以脚踏其两肩，手小挽其发，常弦弦，勿纵之，一人以手按据胸上，微重之，一人摩捋臂胫，屈伸之。若已僵，但渐渐强屈之，并按其腹，如此一炊顷，气从口出，呼吸，眼开，而犹引按莫置，亦勿苦劳之，须令可，少桂心汤及粥清含与之，裁令濡喉，渐渐能咽，乃稍止耳。向时兼令两人各以管吹其两耳弥好，此最善，无不活者，并皆疗之。

（279）肘后夏月中热暍死，凡中暍死，不可使得冷，得冷便死。疗之方。

以屈革带绕暍人脐，使三四人尿其中，令温。亦可用泥土屈草，亦可扣瓦碗底，若脱车釭，以著暍人脐上，取令尿不得流去而已，此谓道路穷急，无汤，当令人尿其中。仲景云：欲使多人尿，取令温，若有汤，便可与之。仲景云：不用泥及车釭，恐此物冷，暍既在夏月，得热土泥、暖车釭，亦可用也。

（280）又凡此疗自经、溺、暍之法，并出自张仲景为之，其意理殊绝，殆非常情所及，本草之所能开悟，实拯救人之大术矣。伤寒家别复有暍病在上，仲景论中，非此遇热之暍。

卷三十一

（281）仲景三物备急丸，司空裴秀为散，用疗心腹诸卒暴百病方。

大黄　干姜　巴豆各一两，去皮、心，熬，别捣如脂

上药各须精新好药，捣筛，蜜和，更捣一千捣，丸如梧子或小豆。服三丸，老小量之。为散不及丸也。若中恶客忤，心腹胀满，卒痛如锥刀刺痛，气急口噤，停尸卒死者，以暖水、苦酒服之。或不下，捧头起灌令下咽，须臾瘥。如未，更与三丸，以腹中雷鸣转，即吐下，便愈。若口已噤，亦须折齿灌之令入，尤妙，神验。忌芦笋、猪肉、冷水、肥腻。

（282）理中丸，疗三焦不通，呕吐不食，并霍乱吐痢不止者，并主之方。

人参　干姜　白术　甘草炙，各三两

上四味，捣筛，蜜和如梧子。空腹以饮汁服十五丸。忌桃李、雀肉、海藻、菘菜。

（283）食马肝中毒方。

取牡鼠矢二七枚，两头尖者是，水和研，饮之。
[仲景同]

（284）又食诸六畜鸟兽肝中毒方。

又方：

清水投豉，绞取汁饮数升，瘥，止。[仲景同]

（285）又禽兽有中毒箭死者，其肉有毒，可以蓝汁、大豆解射罔也。[仲景同]

（286）又食郁肉及漏脯中毒方。

取犬矢烧末，以酒服方寸匕。[仲景同]

卷三十三

（287）《古今录验》：疗妊娠养胎，白术散方。

白术　芎𦯶各四分　蜀椒三分，汗　牡蛎二分

上四味，捣，下筛，酒服满一钱匕，日三夜一。但苦痛，加芍药；心下毒痛，倍加芎𦯶；吐唾不能食饮，加细辛一两、半夏大钱二十枚服之，复更以醋浆水服之；若呕，亦以醋浆水服之，复不解者，小麦汁服之，已后其人若渴，大麦粥服之。病虽愈，尽服之，勿置。〔张仲景方〕忌桃李、雀肉等。

病源本《伤寒论》

汉·张仲景　著

隋·巢元方　编著

导　读

　　《病源本〈伤寒论〉》是现存最早的《伤寒论》传本之一，收录于《诸病源候论》中。

　　《诸病源候论》，又称《巢氏诸病源候总论》《巢氏诸病源候论》《诸病源候总论》《巢氏病源候论》《巢氏病源论》《巢氏病源》《病源候论》《病源论》《病源》等。

　　《诸病源候论》成书于隋大业六年（610 年），是我国现存的第一部由朝廷组织编撰的医书，也是我国第一部论述各种疾病病因、病机和证候之专著。《诸病源候论》系统地总结了隋之前的医学成就，为后人研究隋之前医学提供了重要文献。

　　《诸病源候论》的作者与卷数，历代记载不一。《隋书·经籍志》记载，《诸病源候论》共 5 卷、目 1 卷，由吴景贤撰；《旧唐书·经籍志》记载，《诸病源候论》有 50 卷，由吴景撰；《新唐书·艺文志》记载，《诸病源候论》有两部，各 50 卷，分别由吴景贤和巢元方撰，《通志·艺文略》亦两书并存。到了《宋史·艺文志》

就只记载有巢元方《巢氏诸病源候论》50卷。自宋始刊《诸病源候论》之后，历代均有刊印，且均记为巢元方撰。

《诸病源候论》中散见有大量《伤寒论》条文，以卷七、卷八"伤寒病诸候"为主，但这些内容多不是以原文的形式存在，杂有巢元方等编写者阐述病因、病机之语。

据南宋绍兴三十一年（1161年）成书的《通志·艺文略》记载，《诸病源候论》中的伤寒部分曾出现过单行本，《诸病源候论·伤寒病诸候》（即《病源本〈伤寒论〉》）的重要性及价值从中可见一斑。

本书以元代据宋刻本重刊之《巢氏诸病源总论》为底本。

序

翰林学士兼侍读学士玉清昭应宫判官中散大夫尚书左司郎中知制诰史馆修撰

判馆事上护军常山郡开国侯食邑一千二百户赐紫金鱼袋臣宋绶奉敕撰

臣闻人之生也，陶六气之和，而过则为沴；医之作也，求百病之本，而善则能全。若乃分三部九候之殊，别五声五色之变，揆盈虚于表里，审躁静于性韵，达其消息，谨其攻疗，兹所以辅含灵之命，裨有邦之治也。

国家丕冒万宇，交修庶职。执技服于官守，宽疾存乎政典。皇上秉灵图而迪成宪，奉母仪而隆至化。明烛幽隐，惠绥动植。悯斯民之疚苦，伫嘉医之拯济。且念幅员之辽邈，闾巷之穷厄，肄业之士，罕尽精良；传方之家，颇承疑舛。四种之书或阙，七年之习未周，以彼粗工，肆其亿度，夭害生理，可不哀哉！是形憯怛，或怀重慎，以为昔之上手，效应参神，前五日而逆知，经三折而取信，得非究源之微妙，用意之详密乎？

盖诊候之教，肇自轩祖；中古以降，论著弥繁。思索其精，博利族众，乃下明诏，畴咨旧闻，上稽圣经，旁摭奇道，发延阁之秘蕴，敕中尚而雠对。《诸病源候论》者，隋大业中太医巢元方等奉诏所作也。会粹群说，沈研精理，形脉之证，罔不该集。明居处、爱欲、风湿之所感，示针镵、跷引、汤熨之所宜。诚术艺之楷模，而诊察之津涉。监署课试，固常用此。乃命与《难经》《素问》图镂方版，传布海内。洪惟祖宗之训，务惟存育之惠。补《农经》之阙漏，班禁方于遐迩。逮今搜采，益穷元本，方论之要殚矣，师药之功备矣。将使后学优而柔之，视色毫而靡忒，应心手而胥验。大哉！味百草而救枉者，古皇之盛德；忧一夫之失所者，二帝之用心。弭兹札瘥，跻之仁寿，上圣爱人之旨，不其笃欤？

翰林医官副使赵拱等参校既终，缮录以献，爰俾近著，为之题辞。顾惟空疏，莫探秘赜。徒以述善诱之深意，用劝方来；杨勤恤之至仁，式昭大庇云尔。谨序。

目 录

伤寒病诸候上（凡三十三论）

伤寒候

经言：春气温和，夏气暑热，秋气清凉，冬气冰寒，此则四时正气之序也。冬时严寒，万类深藏，君子固密，则不伤于寒。夫触冒之者，乃为伤寒耳。其伤于四时之气，皆能为病。而以伤寒为毒者，以其最为杀厉之气也。即病者，为伤寒；不即病者，其寒毒藏于肌骨中，至春变为温病，夏变为暑病。暑病者，热重于温也。是以辛苦之人，春夏必有温病者，皆由其冬时触冒之所致，非时行之气也。其时行者，是春时应暖而反寒，夏时应热而反冷，秋时应凉而反热，冬时应寒而反温，非其时而有其气。是以一岁之中，病无少长，多相似者，此则时行之气也。

夫伤寒病者，起自风寒，入于腠理，与精气交争，荣卫痞隔，周行不通。病一日至二日，气在孔窍皮肤之间，故病者头痛恶寒，腰背强重，此邪气在表，洗浴发汗即愈。病三日以上，气浮在上部，胸心填塞，故头痛、胸中满闷，当吐之则愈。病五日以上，气深结在脏，故腹胀身重，骨节烦疼，当下之则愈。

夫热病者，皆伤寒之类也。或愈或死，其死皆以六七日间，其愈皆以十日以上，何也？巨阳者，诸阳之属也。其脉连于风府，故为诸阳主气。人之伤于寒也，则为病热，热虽甚不死；其两感于寒而病者，必死。两感于寒者，其脉应与其病形何如？两伤于寒者，病一日，则巨阳与少阴俱病，则头痛、口干烦满。二日，则阳明与太阴俱病，则腹满、身热、不食、谵言。三日，则少阳与厥阴俱病，则耳聋、囊缩、厥逆，水浆不入，则不知人，六日而死。夫五脏已伤，六腑不通，荣卫不行，如是之后，三日乃死，何也？阳明者，十二经脉之长也。其气血盛，故不知人，三日其气乃尽，故死。

其不两伤于寒者，一日巨阳受之，故头项痛，腰脊强。二日阳明受之，阳明主肉，其脉夹鼻络于目，故身热而鼻干，不得卧也。三日少阳受之，少阳主骨，其脉循胁络于耳，故胸胁痛、耳聋。三阳经络皆受病，而未入通于脏也，故可汗而已。四日太阴受之，太阴脉布于胃，络于嗌，故腹满而嗌干。五日少阴受之，少阴脉贯肾络肺，系舌本，故口热舌干而渴。六日厥阴受之，厥阴脉循阴器而络于肝，故烦满而囊缩。三阴三阳，五脏六腑皆病，荣卫不行，五脏不通则死矣。其不两感于寒者，七日巨阳病衰，头痛少愈。八日阳明病衰，身热少愈。九日少阳病衰，耳聋微闻。十日太阴病衰，腹减如故，则思饮食。十一日少阴病衰，渴止不满，舌干已而咳。十二日厥阴病衰，囊从少腹微下。大气皆去，病日已矣。

治之奈何？治之各通其脏脉，病日衰。其病未满三日者，可汗而已，其病三日过者，可泄之而已。太阳病，头痛至七日以上，并自当愈，其经竟故也。若欲作再经者，当针补阳明，使经不传则愈矣。

相病之法，视色听声，观病之所。候脉要诀，岂不微乎。脉洪大者，有热，此伤寒病也。夫伤寒脉洪浮，秋佳春成病。寸口脉紧者，伤寒头痛。脉来洪大，伤寒病。少阴病，恶寒身拳①而利，手足四逆者，不治；其人吐利，躁逆者死。利止而眩，时时自冒者死。四逆，恶寒而身拳，其脉不至，其人不烦而躁者死。病六日，其息高者死。伤寒热盛，脉浮大者生，沉小者死。头痛，脉短涩者死，浮滑者生。未得汗，脉盛大者生，细小者死。诊人瀼瀼大热，其脉细小者，死不治。伤寒热病，脉盛躁不得汗者，此阳之极，十死不治。未得汗，脉躁疾，得汗生，不得汗难瘥。头痛

———————

① 拳：通"蜷"。

脉反涩，此为逆，不治；脉浮大而易治；细微为难治。

　　发汗若吐下者、若亡血无津液者，而阴阳自和必愈。夫下后发汗，其人小便不利，此亡津液，勿治；其小便利，必自愈。阳已虚，尺中弱者，不可发其汗也。咽干者，不可发其汗也。伤寒病，脉弦细，头痛而发热，此为属少阳。少阳不可发汗，发汗则谵语，为属胃。胃和则愈，不和则烦而悸。少阴病，脉细沉而微，病在里，不可发其汗。少阴病，脉微，亦不可发汗，无阳故也。阳已虚，尺中弱涩者，复不可下。太阳病，发热而恶寒，热多而寒少，脉微弱，则无阳，不可发其汗；脉浮，可发其汗。发热自汗出而不恶寒，关上脉细数，不可吐。若诸四逆厥者，不可吐，虚家亦然。寒多热少，可吐者，此谓痰多也。治疟亦如之。头项不强痛，其寸脉微浮，胸中愊牢，气上冲喉咽不得息，可吐之。治伤寒欲下之，切其脉牢，牢实之脉，或不能悉解，宜摸视手掌，漐漐汗湿者，便可下矣。若掌不汗，病虽宜下，且当消息，温暖身体，都皆津液通，掌亦自汗，下之即了矣。太阴之为病，腹满吐食，不可下，下之益甚，时腹自痛。下之，胸下结牢，脉浮，可发其汗。阳明病，心下牢满，不可下，下之遂利，杀人，不可不审，不可脱尔，祸福正在于此。

　　太阳与少阳并病，心下牢，头项强眩，不可下。三阳合病，腹满身重，大小便调，其脉浮牢而数，渴欲饮水，此不可下。其汤熨针石，别有正方，补养宣导，今附于后。

《养生方·导引法》云：端坐伸腰，徐徐以鼻纳气，以右手持鼻，徐徐闭目吐气。治伤寒头痛洗洗，皆当以汗出为度。

又云：举左手，顿左足，仰掌，鼻纳气四十息止，除身热背痛。

伤寒发汗不解候

伤寒初一日至二日，病在皮肤，名为在表。表者阳也，法宜发汗。今发汗而不解者，此是阳不受病。阳受病者，其人身体疼痛，发热而恶寒，救齿拘急，脉洪大者，有此证候，则为病在表，发汗则愈。若但烦热，不恶寒，身不疼痛，此为表不受病，故虽强发其汗，而不能解也。

伤寒取吐候

伤寒大法，四日病在胸膈，当吐之愈。有得病二三日，便心胸烦闷，此为毒气已入，有痰实者，便宜取吐。

中风伤寒候

中风伤寒之状，阳浮而阴弱。阳浮热自发，阴弱汗自出，啬啬恶寒，淅淅恶风，翕翕发热，鼻鸣干呕，此其候也。

太阳病中风，以火劫发其汗。邪风被火热，血气流溢失常，两阳相熏灼，其身发黄。阳盛即欲衄；阴虚则小便难。阴阳俱虚竭，身体则枯燥，但头汗出，齐颈而还。腹满微喘，口干咽烂，或不大便，久则谵言，甚者至哕，手足躁扰，寻衣摸床。小便利者，其人可治。

阳明中风，口苦而咽干，腹满微喘，发热恶寒，脉浮紧。若下之则腹满，小便难。阳明病，能食为中风；不能食，为中寒。

少阳中风，两耳无闻，目赤，胸中满而烦，不可吐之，吐之则悸而惊。

太阴中风，四肢烦疼，其脉阳微阴涩而长，为欲愈。

少阴中风，其脉阳微阴浮，为欲愈。

厥阴中风，其脉微浮，为欲愈；不浮，为未愈。

伤寒一日候

伤寒一日，太阳受病。太阳者，膀胱之经也，为三阳之首，故先受病。其脉络于腰脊，主于头项。故得病一日，而头项背膊腰脊痛也。

伤寒二日候

伤寒二日，阳明受病。阳明者，胃之经也，主于肌肉，其脉络鼻入目。故得病二日，肉热鼻干，不得眠也。诸阳在表，表始受病，在皮肤之间，可摩膏、火灸，发汗而愈。

伤寒三日候

伤寒三日，少阳受病。少阳者，胆之经也，其脉循于胁，上于颈耳。故得病三日，胸胁热而耳聋也。三阳经络始相传，病未入于脏，故皆可汗而解。

伤寒四日候

伤寒四日，太阴受病。太阴者，脾之经也，为三阴之首。是故三日以前，阳受病讫，传之于阴，而太阴受病焉。其脉络于脾，主于喉嗌。故得病四日，腹满而嗌干也。其病在胸膈，故可吐而愈。

伤寒五日候

伤寒五日，少阴受病。少阴者，肾之经也，其脉贯肾络肺，系于舌。故得病五日，口热舌干，渴而引饮也。其病在腹，故可下而愈。

伤寒六日候

伤寒六日，厥阴受病。厥阴者，肝之经也，其脉循阴器，络于肝。故得病六日，烦满而囊缩也。此则阴阳俱受病，毒气在胃，故可下而愈。

伤寒七日候

伤寒七日，病法当小愈，阴阳诸经，传病竟故也。今七日以后，病反甚者，欲为再经病也。再经病者，是阴阳诸经络，重受病故也。

伤寒八日候

伤寒八日，病不解者，或者诸阴阳经络重受于病，或因发汗、吐、下之后毒气未尽，所以病证犹有也。

伤寒九日以上候

伤寒九日以上病不除者，或初一经受病，即不能相传；或已传三阳讫，而不能传于阴，致停滞累日，病证不罢者；或三阳三阴传病已竟，又重感于寒，名为两感伤寒，则腑脏俱病，故日数多而病候改变。

伤寒咽喉痛候

伤寒病过经而不愈，脉反沉迟，手足厥逆者，此为下部脉不至，阴阳隔绝，邪客于足少阴之络。毒气上熏，故咽喉不利，或痛而生疮。

伤寒斑疮候

伤寒病证在表，或未发汗，或经发汗未解，或吐、下后而热不除，此毒气盛故也。毒既未散，而表已虚，热毒乘虚出于皮肤，所以发斑疮瘾疹如锦文，重者，喉口身体皆成疮也。

伤寒口疮候

夫伤寒，冬时发其汗，必吐利，口中烂生疮，以其表里俱热，热不已，毒气熏上焦故也。

伤寒登豆疮候

伤寒热毒气盛，多发疱疮，其疮色白或赤，发于皮肤，头作瘭浆，戴白脓者，其毒则轻，有紫黑色作根，隐隐在肌肉里，其毒则重。甚者，五内七窍皆有疮。其疮形如豌豆，故以名焉。

伤寒登豆疮后灭瘢候

伤寒病发豌豆疮者，皆是热毒所为。所病折则疮愈，而毒气尚未全散，故疮痂虽落，其瘢犹黡或凹凸肉起，所以宜用消毒灭瘢之药以敷之。

伤寒谬语候

伤寒四五日，脉沉而喘满者，沉为在里，而反发其汗，津液越出，大便为难，表虚里实，久久则谵语。发汗后，重发其汗，亡阳谵语，其脉反和者，不死。阳明病，下血而语者，此为热入血室，但头汗出，当刺期门穴，随其实者而泻之，濈然汗出者则愈。病若谵言妄语，身当有热，脉当得洪大，而反手足四厥，脉反沉细而微者，死病也。谵言妄语，身热，脉洪大生；沉细微，手足四逆者死。

伤寒烦候

此由阴气少，阳气胜，故热而烦满也。少阴病，恶寒而拳，时自烦，欲去其衣被者，可治也。病脉已解，而反发烦者，病新瘥又强与谷，脾胃气尚弱，不能消谷，故令微烦，损谷即愈。少阴病，脉微细而沉，但欲卧，汗出不烦，欲自吐，五六日，自利后，烦躁不得卧寐者死。发汗后下之，脉平而小烦，此新虚不胜谷气故也。

伤寒虚烦候

伤寒发汗、吐、下以后，腑脏俱虚，而热气不散，故虚烦也。

伤寒烦闷候

伤寒毒气攻胃，故烦闷。或服药以后，表不解，心下有水气，其人微呕，热满而烦闷也。

伤寒渴候

伤寒渴者，由热气入于脏，流于少阴之经。少阴主肾，肾恶燥，故渴而引饮。厥阴，渴欲饮水者，与之愈。

伤寒呕候

伤寒阳明病，热入胃，与谷气并，故令呕。或已经吐下，虚热在脏，必饮水，水入则胃家虚冷，亦呕也。伤寒发热无汗，呕不能食，而反汗出濈然，是为转在阳明。伤寒呕多，虽有阳明证，不可攻也。少阴病，下利，脉微涩，呕而汗出，必数更衣，反少者当温其上，灸之。

伤寒干呕候

此谓热气在于脾胃也。或发汗解后，胃中不和，尚有蓄热，热气上熏，则心下痞结，故干呕。

伤寒吐逆候

伤寒少阴病，其人饮食入口则吐，或心中温温，欲吐不能，当遂吐之。若始得之，手足寒，脉弦迟，此中有寒饮，不可吐也，当温之。病人脉数，数为有热，当消谷引食，反吐者，师发其汗，阳微，膈气虚，脉则为数，数为客阳，不能消谷，胃中虚冷故也。

伤寒哕候

伤寒大吐下之后，极虚，复极汗出者，其水郁以发其汗者，因得哕。所以然者，胃中寒冷故也。伤寒哕而腹满者，视其前后，知何部不利，利之即愈。阳明病能食，下之不解，其人不能食，攻其热必哕，所以哕者，胃中虚冷故也。又病人本虚，伏热在胃，则胸满。胸满则气逆，气逆不可攻其热，攻其热必哕。

伤寒喘候

伤寒太阳病，下之微喘者，外未解故也。夫发汗后，饮水多者必喘，以水停心下，肾气乘心故喘也。

以水灌之，亦令喘也。

伤寒厥候

厥者，逆也。逆者，谓手足逆冷也。此由阳气暴衰，阴气独盛，阴胜于阳，故阳脉为之逆，不通于手足，所以逆冷也。伤寒，一二日至四五日厥者，必发热。前发热者后必厥，厥深热亦深，厥微热亦微。厥应下之，而反发其汗者，口伤烂赤。伤寒先厥后发热，下利必自止。而反汗出，必咽喉中强痛，其为喉痹。发热无汗，而利必自止，不止，便脓血。便脓血者，其喉不痹。伤寒先厥者，不可下之。后发热而利者，必自止，见厥复利。伤寒病，厥五日，热亦五日，设六日，当复厥，不厥之者，自愈。厥终不过五日，以热五日，故知愈也。发热而厥，七日而下利者，为难治。其脉促，手足厥逆者，可灸之。下利，手足厥，无脉，灸之不温，反微喘者死。下利，厥，烦躁不能卧者死。病六七日，其脉数，手足厥，烦躁，灸厥阴，厥不还者死。发热，下利至甚，厥不止者死。下利后，其脉绝，手足厥，卒时脉还，手足温者生，不还者死。

伤寒悸候

悸者，动也，谓心下悸动也。此由伤寒病发汗以后，因又下之，内有虚热则渴，渴则饮水，水气乘心，必振寒而心下悸也。太阳病，小便不利者，为多饮水，心下必悸。小便少者，必苦里急。夫脉浮数，法当汗出而愈，而下之，身体重，心悸，不可发汗，当自汗出而解。所以然者，尺中微，里虚，须表里实，津液自和，便自汗出愈也。

伤寒痉候

痉之为病，身热足寒，项颈强，恶寒，时头热，面目热，摇头，卒口噤，背直身体反张是也。此由肺移热于肾，传而为痉。痉有刚柔，太阳病，发热无汗，而反恶寒，为刚痉；发热汗出而恶寒，为柔痉。诊其脉沉细，此为痉也。

伤寒心痞候

太阳少阳并病，脉浮紧，而下之，紧反入里，则作痞。痞者，心下满也。病发于阴者，不可下，下之则心下痞，按之自软，但气痞耳，不可复下也。若热毒气乘心，心下痞满，面赤目黄，狂言恍惚者，此为有实，宜速吐下之。

伤寒结胸候

结胸者，谓热毒结聚于心胸也。此由病发于阳，而早下之，热气乘虚而痞结不散也。按之痛，其脉寸口浮，关上反自沉是也。脉大，不可下，下之即死。脉浮而大，下之为逆。若阳脉浮，关上小细沉紧，而饮食如故，时小便利者，名为脏结。脏结病，舌上白苔滑，为难治。不往来寒热，其人反静，舌上不苔者，不可攻之。

伤寒病诸候下（凡四十四论）

伤寒余热候

伤寒病，其人或未发汗、吐、下，或经服药以后，而脉洪大实数，腹内胀满，小便赤黄，大便难，或烦或渴，面色变赤，此为腑脏有结热故也。

伤寒五脏热候

伤寒病，其人先苦身热，嗌干而渴，饮水即心下满，洒淅身热，不得汗，恶风，时咳逆者，此肺热也；若其人先苦身热嗌干，而小腹绕脐痛，腹下满，狂言默默，恶风欲呕者，此肝热也；若其人先苦手掌心热，烦心欲呕，身热心下满，口干不能多饮，目黄，汗不出，欲得寒水，时妄笑者，此心热也；若其人先苦身热，四肢不举，足胫寒，腹满欲呕而泄，恶闻食臭者，此脾热也；若其人先苦嗌干，内热连足胫，腹满大便难，小便赤黄，腰脊痛者，此肾热也。

伤寒变成黄候

阳明病，无汗，小便不利，心中懊恢，必发黄。若被火，额上微汗出，而但小便不利，亦发黄。其人状，变黄如橘色，或如桃枝色，腹微满，此由寒湿气不散，瘀热在于脾胃故也。

伤寒心腹胀满痛候

此由其人先患冷癖，因发热病，服冷药及饮冷水，结在心下，此为脏虚动于旧癖故也。或吐、下以后，病不解，内外有热，故心腹胀满痛，此为有实也。

伤寒宿食不消候

此谓被下后，六七日不大便，烦热不解，腹满而痛，此为胃内有干粪，挟宿食故也。或先患寒癖，因有宿食，又感于伤寒，热气相搏，故宿食不消。

伤寒大便不通候

伤寒，阳脉微，而汗出少，为自和，汗出多为太过。阳明脉实，因发其汗，汗出多者，亦为太过。太过者，阳气绝于里，阳气绝于里则津液竭。热结在内，故大便牢而不通也。

伤寒小便不通候

伤寒，发汗后而汗出不止，津液少，胃内极干，小肠有伏热，故小便不通。

伤寒热毒利候

此由表实里虚，热气乘虚而入，攻于肠胃，则下黄赤汁，此热毒所为也。

伤寒脓血利候

此由热毒伤于肠胃，故下脓血如鱼脑，或如烂肉汁，壮热而腹痛，此湿毒气盛故也。

伤寒利候

伤寒病，若表实里虚，热乘虚而入，攻于肠胃，则下黄赤汁。若湿毒气盛，则腹痛壮热，下脓血如鱼脑，或如烂肉汁。若寒毒入胃，则腹满，身热，下清谷。下清谷者，不可攻其表，汗出必胀满，表里俱虚故也。伤寒六七日不利，更发热而利者，其人汗出不止者死，但有阴无阳故也。下利有微热，其人渴，脉弱者，今自愈。脉沉弦者，下重，其脉大者，为未止；脉微弱数者，为欲自止，虽发热不死。少阴病，八九日，而身手足尽热，热在膀胱，必便血。下利，脉浮数，尺中自滑，其人必清脓血。少阴病下利，若利止，恶寒而拳，手足温者，可治也。阳明病，下利，其脉浮大，此皆为虚弱强下之故。伤寒下利，日十余行，其脉反实死。

伤寒病后胃气不和利候

此由初受病时，毒热气盛，多服冷药，以自泻下，病折以后，热势既退，冷气乃动，故使心下愊牢，噫哕食臭，腹内雷鸣而泄利，此由脾胃气虚冷故也。

伤寒上气候

此由寒毒气伤于太阴经也。太阴者，肺也。肺主气，肺虚为邪热所客，客则胀，胀则上气也。

伤寒咳嗽候

此由邪热客于肺也。上焦有热，其人必饮水，水停心下，则肺为之浮，肺主于咳，水气乘之，故咳嗽。

伤寒衄血候

伤寒病血衄者，此由五脏热结所为也。心主于血，肝藏于血，热邪伤于心肝，故衄血也。衄者，鼻血出也。肺主于气，而开窍于鼻，血随气行，所以从鼻出。阳明病口燥，但欲漱水，不欲咽者，必衄。衄家不可攻其表，汗出额上拘急而紧，直视而不能眴，不得眠。亡血，不可攻其表，汗出则寒栗而振。脉浮紧，发热，其身无汗，自衄者愈。

伤寒吐血候

此由诸阳受邪，热初在表，应发汗而汗不发，致使热毒入深，结于五脏，内有瘀积，故吐血。

伤寒阴阳毒候

夫欲辨阴阳毒病者，始得病时，可看手足指，冷者是阴，不冷者是阳。若冷至一二三寸病微，若至肘膝为病极，过此难治。阴阳毒病无常也，或初得病便有毒，或服汤药，经五六日以上，或十余日后不瘥，变成毒者。其候身重背强，喉咽痛，糜粥不下，毒气攻心，心腹烦痛，短气，四肢厥逆，呕吐；体如被打，发斑，此皆其候。重过三日则难治。阳毒者，面目赤，或便脓血；阴毒者，面目青而体冷。若发赤斑，十生一死；若发黑斑，十死一生。阳毒为病，面赤，斑斑如锦纹，喉咽痛，清便脓血，七日不治，五日可治，九日死，十一日亦死。

坏伤寒候

此谓得病十二日以上，六经俱受病讫，或已发汗、吐、下，而病证不解，邪热留于腑脏，致令病候多变，故曰坏伤寒。本太阳病不解，转入少阳，胁下牢满，干呕不能食，往来寒热，尚未吐下，其脉沉紧，与小柴胡汤；若已吐、下、发汗、温针，谵语，饮柴胡证罢，此为坏病。知犯何逆，以法治之。寸口脉洪而大，数而滑，洪大荣气长，滑数胃气实，荣长阳即盛，郁怫不得出，胃实即牢，大便难即干燥。三焦闭塞，津液不通，医发其汗，阳气盛不用，复重下之，胃燥热蓄，大便遂涩，小便不利。荣卫相搏，烦心发热，两目如火，鼻干面正赤，舌燥齿黄焦，大渴，故过经成坏病。

伤寒百合病

百合病者，谓无经络，百脉一宗，悉致病也。多因伤寒虚劳，大病之后不平复，变成斯疾也。其状，意欲食，复不能食。常默默，欲得卧，复不得卧。欲出行，复不能行。饮食或有美时，或有不用饮时。如强健人，而卧不能行。如有寒，复如无寒。如有热，复如无热。口苦，小便赤黄。百合之病，诸药不能治，得药则剧吐利，如有神灵者。身形如和，其人脉微数，每尿辄头痛，其病六十日乃愈。若尿头不痛，淅淅然者，四十日愈。若尿快然，但眩者，二十日愈。体证或未病而预见，或病四五日而出，或病二十日、一月微见。其状，恶寒而呕者，病在上焦也，二十三日当愈。其状，腹满微喘，大便坚，三四日一大便，时复小溏者，病在中焦也，六十三日当愈。其状，小便淋沥难者，病在下焦也，四十三日当愈。各随其证，以治之耳。

伤寒狐惑候

夫狐惑二病者，是喉、阴之为病也。初得状如伤寒，或因伤寒而变成斯病。其状，默默欲眠，目瞑不得眠，卧起不安。虫蚀于喉咽为惑，蚀于阴肛为狐。恶饮食，不欲闻食臭，其人面目翕赤翕黑翕白。蚀于上部其声嗄，蚀于下部其咽干。此皆由湿毒气所为也。

伤寒湿䘌候

凡得伤寒、时气、热病，腹内有热，又人食少，肠胃空虚，三虫行作求食，食人五脏及下部。䘌病之候，齿无色，舌上尽白，甚者唇里有疮，四肢沉重，忽忽喜眠，如此皆为虫食其肛。肛烂见五脏即死。当数看其上唇内，有疮唾血，唇内如粟疮者，则心内懊恼，此虫在上，食其五脏；下唇内生疮者，其人不寤，此虫食下部，皆能杀人。

伤寒下部痛候

此由大肠偏虚，毒气冲于肛门，故下部卒痛，甚者痛如鸟啄。

伤寒病后热不除候

此谓病已间，五脏尚虚，客邪未散，真气不复，故旦暮犹有余热如疟状。此非真实，但客热也。

伤寒病后渴候

此谓经发汗、吐、下以后，腑脏空虚，津液竭绝，肾家有余热，故渴。

伤寒病后不得眠候

夫卫气昼行于阳，夜行于阴。阴主夜，夜主卧，谓阳气尽，阴气盛，则目瞑矣。今热气未散，与诸阳并，所以阳独盛，阴偏虚。虽复病后，仍不得眠者，阴气未复于本故也。

伤寒病后虚羸候

其人血气先虚，复为虚邪所中，发汗、吐、下之后，经络损伤，阴阳竭绝，热邪始散，真气尚少，五脏犹虚，谷神未复，无津液以荣养，故虚羸而生病焉。

伤寒病后不能食候

此由阳明太阴受病，被下之后，其热已除，而脾胃为之虚冷，谷气未复，故不能食也。

伤寒病后虚汗候

夫诸阳在表，阳气虚则自汗。心主于汗，心脏偏虚，故其液妄出也。

伤寒内有瘀血候

夫人先瘀结在内，因伤寒病。若热搏于久瘀，则发热如狂。若有寒，则小腹满，小便反利，此为血瘀。宜下之。其脉沉结者，血证谛也。

伤寒毒攻眼候

肝开窍于目。肝气虚，热乘虚上冲于目，故目赤痛。重者生疮翳、白膜、息肉。

伤寒毒攻手足候

此由热毒气从内而出，循经络攻于手足也。人五脏六腑井荥俞，皆出于手足指，故毒从脏腑而出。

伤寒毒流肿候

人阴阳俱虚，湿毒气与风热相搏，则荣卫涩，荣卫涩则血气不散，血气不散则邪热致壅，随其经络所生而流肿也。

伤寒病后脚气候

此谓风毒湿气，滞于肾经。肾主腰脚，今肾既湿，故脚弱而肿。其人小肠有余热，即小便不利，则气上，脚弱而气上，故为脚气也。

伤寒病后霍乱候

霍乱吐下，利止后，更发热。伤寒其脉微涩，本是霍乱，今是伤寒，却四五日，至阴经上，转入阴当利，本素呕下利者，不治。若其人似欲大便，但反矢气而仍不利，是为更属阳明，便必强，二十二日愈。所以然者，经竟故也。

下利后便当强，强则能食者愈。今反不能食，到后经中颇能食，复过一经能食，过之一日当愈。若不愈者，不属阳明也。恶寒脉浮而后利，利止必亡血。

伤寒病后疟候

病后邪气未散，阴阳尚虚，因为劳事，致二气交争，阴胜则发寒，阳胜则发热，故寒热往来，有时休作，而成疟也。

伤寒病后渴利候

此谓大渴饮水，而小便多也。其人先患劳损，大病之后，肾气虚则热，热乘之则肾燥，肾燥则渴，渴则引水，肾虚则不能制水，故饮水数升，小便亦数升，名曰渴利也。

伤寒肺痿候

大发汗后，因复下之，则亡津液，而小便反利者，此为上虚不能制于下也。虚邪中于肺，肺痿之病也。欲咳而不能，唾浊涎沫，此为肺痿之病也。

伤寒失声候

邪客于肺，肺主声而通于气。今外邪与真气相搏，真气虚而邪气胜，故声为之不通也。

伤寒梦泄精候

邪热乘于肾，则阴气虚，阴气虚则梦交。肾藏精，今肾虚不能制于精，故因梦而泄。

伤寒劳复候

伤寒病新瘥，津液未复，血气尚虚。若劳动早，更复成病，故劳复也。若言语思虑则劳神，梳头澡洗则劳力。劳则生热，热气乘虚还入经络，故复病也。其脉沉紧者，宜下之。

伤寒病后食复候

伤寒病新瘥，及大病之后，脾胃尚虚，谷气未复，若食猪肉、肠、血、肥鱼及油腻物，必大下利，医所不能治也，必至于死。若食饼、糍、黍、饴、铺、炙、鲙、枣栗诸果脯物，及牢强难消之物，胃气虚弱，不能消化，必更结热。适以药下之，则胃气虚冷，大利难禁。不下之必死，下之亦危，皆难救也。大病之后，多坐此死，不可不慎护也。夫病之新瘥后，但得食糜粥，宁少食乃饥，慎勿饱，不得他有所食，虽思之勿与，引日转久，可渐食羊肉糜若羹，慎不可食猪狗等肉。

伤寒病后令不复候

伤寒病后，多因劳动不节，饮食过度，更发于病，名之为复。复者，谓复病如初也。此由经络尚虚，血气未实，更致于病耳。令预服药及为方法以防之，故云令不复也。

伤寒阴阳易候

阴阳易病者，是男子妇人伤寒病新瘥未平复，而与之交接得病者，名为阴阳易也。其男子病新瘥未平复，而妇人与之交接得病者，名阳易。其妇人得病新瘥未平复，而男子与之交接得病者，名阴易。若二男二女，并不相易。所以呼为易者，阴阳相感，动其毒，度着于人，如换易也。其得病之状，身体重，小腹里急，或引阴中拘挛，热上冲胸，头重不能举，眼内生眯，四肢拘急，小腹疼痛，手足拳，皆即死。其亦有不即死者，病苦小腹里急，热上冲胸，头重不欲举，百节解离，经脉缓弱，气血虚，骨髓空竭，便悦悦吸吸，气力转少，着床不能摇动，起居仰人，或引岁月方死。

伤寒交接劳复候

夫伤寒病新瘥，未满百日，气力未平复而以房室者，略无不死也。有得此病，愈后六十日，其人已能行射猎，因而房室，即吐涎而死。病虽云瘥，若未平复，不可交接，必小腹急痛，手足拘拳，二时之间亡。《范汪方》云：故督邮顾子献，得病已瘥未健，诣华旉视脉。旉曰：虽瘥尚虚，未平复，阳气不足，勿为劳事也。能劳尚可，女劳即死。临死当吐舌数寸。献妇闻其瘥，从百余里来省之，住数宿止，交接之间，三日死。妇人伤寒，虽瘥未满百日，气血骨髓未牢实，而合阴阳快者，当时乃未即觉恶，经日则令百节解离，经络缓弱，气血虚，骨髓空竭，便悗悗吸吸，气力不足，着床不能动摇，起居仰人，食如故，是其证也。丈夫亦然。其新瘥，虚热未除而快意交接者，皆即死。若瘥后与童男交接者，多不发复。复者，亦不必死。

伤寒令不相染易候

伤寒之病，但人有自触冒寒毒之气生病者，此则不染着他人。若因岁时不和，温凉失节，人感其乖戾之气而发病者，此则多相染易。故须预服药，及为方法以防之。

淳化本《伤寒论》

汉·张仲景 著

南唐·高继冲 辑录

导　读

　　《淳化本〈伤寒论〉》是指宋淳化三年（992 年）成书的《太平圣惠方》中的《伤寒论》内容。淳化本《伤寒论》汇集了宋初及宋以前诸家研究《伤寒论》之大成。

　　宋太宗太平兴国三年（978 年），王怀隐、王祐、郑奇、陈昭遇等奉敕编写《太平圣惠方》（简称《圣惠方》），历时 14 年，于淳化三年编成。

　　《天平圣惠方》共有 100 卷，书中保存有宋校正医书局校正之前的《伤寒论》原貌。2007 年，日本东洋学术出版社出版的《宋以前〈伤寒论〉考》一书认为，《太平圣惠方》中有关《伤寒论》的条文散见于卷八到卷十八，并认为卷八可称为《淳化本〈伤寒论〉》，而卷九到卷十八则是隋唐时期伤寒著作集大成者，其中包含了狭义伤寒和广义伤寒（包括时气病和热病，分别为卷十五到卷十六、卷十七到卷十八）的内容，有重要的学术价值。

　　据考证，《太平圣惠方》卷八内容是高继冲（五代十国末期南平国末位君主）在宋太祖开宝年间向宋朝廷进献的古本《伤寒论》，所以《淳化本〈伤寒论〉》又称为《高继冲本〈伤寒论〉》。

《天平圣惠方》原刊本问世后，南宋绍兴十七年（1147 年）复刻刊行，元、明、清未予重刊。现原刊已散佚，后者日本有收藏。国内仅存少数残本或抄本，主要有福建路转运使司刊本及抄本、日本永正十一年（1514 年）抄本。

1443 年朝鲜开始编纂《医方类聚》，1445 年完成，1450 年对原书全面校正，1477 年全书校正完毕并初次刊行。嗣后，日本将此书掠回日本。1861 年，《医方类聚》在日本得以重刻，并对所缺篇目多有补充。《医方类聚》保存了大量中国明初以前的著名医书，且大多辑录原文，有较高的文献价值，《太平圣惠方》卷八也被收录其中。

《淳化本〈伤寒论〉》以日本国立公文书馆所藏福建路转运使司抄本《太平圣惠方》第八卷为底本，以日本文久元年（1861 年）铅印本《医方类聚》第二十九卷为主校本。

目 录

伤寒叙论

论曰[①]：春气温和，夏气暑热，秋气清凉，冬气冰冽，此四时正气之序也。冬时严寒，万类深藏，君子固密，则不伤于寒，或触冒之者，乃为伤寒耳。其伤于四时之气，皆能为病，而以伤寒为毒者，以其最为杀厉之气焉。即病者，名曰伤寒。不即病者，其寒毒藏于肌骨中，至春变为温病，至夏变为暑病。暑病者，热重于温也。是以辛苦之人，春夏多有温病。温病者，皆由冬时触冒寒气所致，非天行之气也。夫[②]天行者，为春时应暖而反大寒，夏时应热而反大冷，秋时应凉而反大热，冬时应寒而反大温，此非其时而有其气，是以一岁之中，长幼之病，多相似者，此则天行之气也。

又土地寒热温凉高下不同，物性则刚柔餐居亦异，是故黄帝兴四方之问，岐伯举四疗之能，以训后贤，

---

① 论曰：《医方类聚》无"论曰"二字。
② 夫：《医方类聚》作"凡"。

开其未悟，临病之工，宜须详审也。

又《千金》云：人生天地之间，命有遭逢，时有否泰，吉凶悔吝，苦乐安危，喜怒爱憎，存亡忧畏，关心之虑，日有千条，谋身之道，时有万计，乃度一日，是故天无一岁不寒暑，人无一日不忧喜，故有天行温疫病者，则天地变化之一气也。斯盖造化必然之理^①，不得无之^②，故圣人虽有补天立极之德，而不能废之，虽不能废之，而能以道御之。其次有贤人，善于摄生，调和搏节，与时推移，亦得保全。天地有斯瘴疠，还以天地所生之物以防备之，命曰知方，则病无所侵矣。然此病也，俗人谓之横病，多不解疗，皆云日满自瘥，以此致枉者，天下大半。凡始觉不佳，便须救疗，若至于病，即汤食竞进，折其毒势，自然而瘥，必不可令病气自长，恣意攻人，拱手待毙，斯误矣。

夫得病一日在皮，当摩膏火灸，淋浴发汗则愈。若不解者，二日在肤，可法针，服解肌散发汗，汗出则愈。若不解，至三日，复一发汗则愈。若不解者，则勿复发汗也。至四日在胸，宜服赤小豆瓜蒂散吐之，则愈。至五日在腹，六日入胃，则可下之。若热在胃外，如误下之，其热乘^③虚入胃。然病要须下者，又不

---

① 理：《医方类聚》作"道"。

② 无之：《医方类聚》作"无畏"。

③ 乘：《医方类聚》作"承"。非。

得留于胃中也。若胃实者，热毒为病，三死一生。若胃虚者，热毒入胃，即胃烂矣。其^①微者赤斑出，此候五死一生。剧者黑斑出，此候十死一生。以病人各有强弱，人有难易，效^②相倍也。

若得伤寒病无热，但狂言，躁烦不安，精气^③言语与人不相主当，勿以火迫之，但以五苓散三二钱服之，可与新汲水一升，或一升半，可至二升，强饮之，指刺喉中吐之，随手便愈。若不便吐者，此病皆多不善，勿以余药吐也。又此病，不急以猪苓散及吐解之者，其毙速，亦^④可先以发表之药尤佳。病者过日不已则不是热，不可下之者^⑤，热毒承^⑥虚入胃，亦令胃烂斑出也。

又春夏无大吐下，秋冬无大发汗。若冬及始春天寒，宜服神丹圆^⑦，亦可摩膏火灸。若末春夏月初秋，凡此热月，不宜火灸，又不宜厚覆，宜服六味青散。

---

①其：《医方类聚》无"其"字。

②效：《医方类聚》作"得效"。

③精气：《医方类聚》作"精采"。

④亦：《医方类聚》作"尔"。

⑤不可下之者：《医方类聚》作"不可下之，下之者"。

⑥承：《医方类聚》亦作"承"，误，应为"乘"。

⑦圆：《医方类聚》作"丸"。

若无圆①散及煎，但用柴胡数两煎服。伤寒时行，皆可服也，亦可以发汗药发汗，不但一也。直至再三发汗不解者，当与阳②，实者宜转下之。其脉朝夕驶者，为实癖也。朝平夕驶，非癖也。转阳③可早与服，但当少与，勿令下多，其间诸虚烦热者，与伤寒相似，然不恶寒，身不疼痛，故知非伤寒也，不可发汗。若头不痛，脉不紧数，故知非里实，不可下也，如此外内皆不可攻。而医强攻之，必致危损、多死，难痊也。虚烦者，但当与竹叶汤。若呕者，与橘皮汤，不愈，可重与服之④。若得病，连服汤药发汗，汗不出者皆死病也，凡难得汗者可蒸之，如蒸中风法。蒸湿之气于外迎之，不得不汗出也。

凡病发热恶寒脉洪者，便宜发汗，后以粉粉之，勿令着风。若当发汗而其人适已失血，及大下利者，虽不可汗，如此者数与桂枝汤，使体中敎敎汗出，连日如此，自当解也。

夫表和里病，下之则愈，汗之则死。里和表病，汗之则愈，下之则死。夫如是则神丹不可以误发，甘遂何可以妄攻！然则桂枝下咽，表和则愈。承气入胃，

①圆：《医方类聚》作"丸"。

②阳：《医方类聚》作"汤"，是。

③阳：《医方类聚》作"汤"，是。

④服之：《医方类聚》作"服也"。

里平则痉。明当消息病之状候，不可乱投汤药，虚其胃气也。经言脉微不可吐，虚细不可下，此医之大禁也。凡脉有浮沉，转能变化，或人得疾①数日，方以告医，虽云初觉，视病已积日矣。其病源已成，非发汗所解，当诊其脉，随时救疗，必得瘥也。不可苟以次第为之，失其机要，乃致祸矣。伤寒病三日已在内②，发汗者，谓当风解衣，病卧失覆，寒温所攻，贼风相染，易为恶邪所中也。至于人自饮食生冷过度，腹胀③不消，转动稍难，头痛身热，其脉实大者，便可吐下，不可发汗也。

凡人有小病，觉不如常，则须早疗，若隐忍不疗，冀望自瘥，须臾之间，以成痼疾，小儿女子，益以滋甚。若天行不和，当自戒勒，小有不安，便须救疗，寻其邪由，乃在④腠理，阳⑤散以时，鲜有不愈者。若患数日乃说，邪气入脏，则难可制，虽和缓之功，亦无能为也。

天行病⑥五六日而渴欲饮水者，未宜多与也，为

①　圆：《医方类聚》作"丸"。

②　已在内：《医方类聚》作"已内"。是。

③　胀：《医方类聚》作"藏"。

④　在：《医方类聚》作"及"。

⑤　阳：《医方类聚》作"汤"，是。

⑥　天行病：《医方类聚》作"凡天行病"。

腹中热气尚少，不能消之，便更与人作病深矣。若至七八日大渴欲饮水者，然当与之，常令不足，勿极意也。云：能饮一斗者，而与五升，若饮水少腹满[1]，小便不利，若喘若哕者，不可与之，溅然大汗出者，已愈也。凡人得病，能饮水者，为欲愈也。若小渴而强与之，因此成祸者，其数极众。

　　凡伤寒病，若错医疗，祸如反掌。其病有相类者，伤寒、热病、风温病[2]、阴毒、温疫、天行时气，死生不同，形候亦别，宜审而详之[3]。

辨伤寒脉候[4]

　　夫脉有阴阳，何谓也？凡脉洪、大、浮、数、动、滑，皆为阳也。脉沉、涩、弱、弦、微、紧，皆为阴也。凡阴病见阳脉者生，阳病见阴脉者死。

　　脉有阳结阴结者，何以别之？凡脉浮而数，能食

---

　　①少腹满：《医方类聚》作"腹满"。

　　②风温病：《医方类聚》作"风温、湿病"。

　　③详之：《医方类聚》作"详也"。

　　④辨伤寒脉候：《医方类聚》无此篇。此篇内容与《宋本〈伤寒论〉》和《金匮玉函经》中的"辨脉法"大体相同。

不大便者，此为实，名曰阳结，期十七日当剧。其脉沉而迟，不能食，身体重，大便硬者，名曰阴结，期十四日当剧。

病有洒淅恶寒者，何也？凡阴脉不足，阳往乘之；阳脉不足，阴往乘之。假令寸口脉微，名曰阳不足，阴气上入阳中，则洒淅恶寒也。尺部脉弱，名曰阴不足，阳气下入阴中，则发热。

阳脉浮，阴脉弱，弱者则血虚筋急也。其脉沉者，荣气微也。其脉浮，汗如流珠者，卫气衰也。荣气微者，加烧针，若血留不行者，更发热而烦躁也。

脉蔼蔼如车之盖者，名曰阳结也。累累如循长竿者，名曰阴结也。脉瞥瞥如羹上肥者，阳气微。萦萦如蜘蛛丝者，阴气衰。绵绵如泻漆之绝者，亡其血。

脉来缓，时一止复来者，名曰结。脉来数，时一止复来者，名曰纵。阳脉盛则纵，阴脉盛则动，此皆病脉。

阴阳相搏，名曰动也，阳动则汗出，阴动则发热，若形冷恶寒者，三焦伤也。

病有战而汗出，因得解者，何谓也？凡脉浮而紧，按之反芤，此①为本虚，故当战而汗出也。以本虚，是以发战；以脉浮，故当汗出得解。若脉浮而数，按之

---

① 此：原文为"往"，误，今据《宋本伤寒论》改正。

不芤，此本不虚也。病若欲自解者，但汗出尔，不发战也。

又病有不战而汗出解者，何也？凡脉浮大而数，故自汗出而解。

又病有不战不汗而解者，何也？凡脉自微，此已曾发汗，或吐下，或亡血，内无津液，阴阳自和，必自愈也，故不战不汗而解。

伤寒三日，脉浮数而微，患人身凉和者，何也？凡有此候，为欲解也，以夜半，脉浮而濈濈然汗出也。脉数而解者，必能食也。脉微而解者，大汗出也。

病欲知愈及未愈者，何以知之？凡寸口、关上、尺中三处，大小、浮沉、迟疾俱等，有寒热不解者，此脉阴阳和平，虽剧令愈也。

立夏得洪大脉，是其本位，而病人身体若疼痛者，有须大发汗也。若身不疼痛者，不须发汗，汗自出也，当解也。

寸口脉，浮为在表，沉为在里，数为在腑，迟为在脏。今脉迟，为在脏也。

跌阳脉浮而涩，少阴脉如经者，其病在脾也，法当下利。何以知之？若脉浮大者，气实血虚也，今跌阳脉浮而涩，故知脾气不足，胃气大虚也。以少阴脉弦而沉，此谓调脉，故称如经也。或反滑而数者，当知溺脓也。

寸口脉浮，浮即为风，紧即为寒，风即伤卫，寒即伤荣，荣卫俱病，骨节烦疼，当须发汗。

趺阳脉迟而缓，胃气如经也。趺阳脉浮即伤胃，数即动脾，此非本病，因下之所为也。

大发其汗，又数下之，其人亡血，病当恶寒，后乃发热，无休止时。五月盛热，欲着厚衣，冬月盛寒，欲裸其身。所以然者，阳微即恶寒，阴微即恶热，此以医[①]发其汗，使阳气微，又大下之，令阴气弱。五月之时，阳气在表，胃中虚冷，以阳气内弱，不能胜冷，故欲着衣。十一月之时，阳气在里，胃中烦热，以阴气内弱，不得胜热，故欲裸身。又阴脉迟涩，故知亡血。

脉浮而大，身汗如黏，喘而不休，水浆不下，形体不仁，乍静乍乱，此为命绝也。未知何脏先受其病，若汗出发润，而喘不休者，此为肺绝也，身如烟熏，直视摇头，此为心绝也。唇吻反青，四肢漐习者，此为肝绝也。环口黧黑，大汗发黄者，此为脾绝也。大小便遗失，狂语，目反视者，此为肾绝也。又未知何脏阴阳前绝也，若阳气前绝，阴气后竭者，死必肉色青也。若阴气前绝，阳气后竭者，死必肉色赤，腋下温，心下热也。

---

①医：原文为"衣"，误，今据《宋本〈伤寒论〉》改正。

寸口脉浮大，而反下之，此为大逆。浮即无血，大即为寒，寒气相搏，即为肠鸣。医乃不知，反饮冷水，令汗大出，水得寒气，冷必相搏，其人即噎。

趺阳脉浮，浮即为虚，浮虚相搏，故令气噎，而胃气虚竭。脉滑即哕，脉浮鼻口燥者，必衄也。

诸脉浮数者，当发热而洒淅恶寒，若食饮如常者，蓄积有脓。

脉浮而迟，面热如赤战惕者，六七日当汗出而解，而反发热者瘥迟，迟为无阳，不能作汗，其身必痒。

寸口脉及阴阳俱紧，法当清邪中于上焦，浊邪中于下焦。清邪中于上，名为洁也。浊邪中于下，名为浑也。阴中于邪，必心栗也。表气微虚，里气不守，故令邪中阴也。阳中于邪，必发热，项强，腰痛胫酸，所为阳中雾露之气，故曰清邪于上也，浊邪中于下。

阴气为栗，足膝逆冷，便溺妄出。表气微虚，里气①微急，三焦相浑，内外不和也。上焦怫郁，脏气即相动，致口烂蚀龂也。中焦不治，胃气上冲，脾气不转，胃中为浊，荣卫不通，血凝不流。若卫气不通者，小便赤黄，与热相搏，因热作使，游于经络，出入脏腑，热气所过，则为痈脓也。下焦不和，清凉重下，大便数难，脐腹疼痛。

---

①气：原文脱，今据《宋本＜伤寒论＞》补。

脉阴阳俱紧者，以下焦气出，唇口干燥，蜷卧足冷，鼻中涕出，舌上苔滑，勿妄治也。伤寒七日以上，其人微发热，手足温者，此为欲解也。伤寒八日已上，大发热者，此为难治也。设使恶寒者，必欲呕也。腹中痛者，必欲利也。

病六七日，三部脉皆大，心烦，口噤不能言，其人燥扰者，此为欲解也。

脉浮而数，浮为风，数为虚，风为热，虚为寒，寒风相博，则洒淅恶

寒也。

脉浮而滑，浮为阳，滑为实，浮滑相搏，其脉数疾，此卫气失度。浮滑之脉数疾，发热汗出者，此不可治也。

伤寒咳而上气，其人形损脉散者死。

伤寒受病日数次第病证

伤寒一日，足太阳受病。太阳者，膀胱之经也，为三阳之首，故先受病，其脉络于腰脊，主于头项，故得病一日，头项腰脊痛也。

伤寒二日，足阳明受病。阳明者，胃之经也，主

于肌肉，其脉络于鼻，入于目，故得病二日，内热鼻干，不得眠也。诸阳在表，表始受病，在皮肤之间，故可摩膏、火灸、发汗而愈也。

凡五脏不和，六腑不通，荣卫不行，如是之后，三日乃死，何也？夫足阳明者，胃之脉也，十二经之长也，其气血盛，故不通，三日其气乃尽，故死尔。其未满三日者，可汗而已。其满三日者，可下而已也。

伤寒三日，足少阳受病。少阳者，胆之经也，其脉循于胁，上于颈耳，故得病三日，胸胁热而耳聋也，三阳经络始相传，病未入于脏，可汗而解也。

伤寒四日，足太阴受病。太阴者，脾之经也，为三阴之首，是故三日已后，阳受病讫，传之于阴，而太阴受病焉。其脉络于脾，主于喉嗌，故得病四日，肠满而嗌干，其病在胸膈，故可吐而愈也。

伤寒五日，足少阴受病。少阴者，肾之经也，其经贯肾络肺系于舌，故得病五日，口热舌干，渴而引水也。其病在肠，故可下而愈矣。

伤寒六日，足厥阴受病。厥阴者，肝之经也，其脉循阴络于肝，故得病六日，烦满而阴缩也。此则阴阳俱受病，毒气在胃，可下而愈矣。

七日太阳病衰，头痛小愈。又伤寒七日，病法当小愈，阴阳诸经传经终故也。今七日已后，病反甚者，欲为再经病也。再经病者，经络重受病也。

伤寒八日，阳明病衰，身热小愈。又八日不解者，或是诸阴阳经络重受于病，或因发汗、吐下之后，毒气未尽，所以病证犹在也。

伤寒九日，少阳病衰，耳聋微闻。又伤寒九日已上，病不除者，或初一经受病，则不能相传，或已传三阳讫，而不能传于阴，致停滞累日，病证不解，故日数多，而病候改变也。

伤寒十日，太阴病衰，腹胃如故，则思欲饮食。

伤寒十一日，少阴病衰，渴止，不烦满，舌干已也。

伤寒十二日，厥阴病愈，囊缩，小腹微下，毒气皆去，病日已矣。

辨太阳病形证

伤寒一日，太阳爱病，若脉静者，未传诸脏，烦躁欲吐，脉急数者，乃传别脏也，宜桂枝汤。

太阳为病，头痛项强而恶寒，其脉浮数，宜桂枝汤。

太阳中风，发热而恶寒，宜桂枝汤。

太阳病中风脉，其阳浮而弱。浮者热自发，弱者汗自出，啬啬恶寒，翕翕发热，鼻鸣干呕，宜桂枝汤。

太阳病发热汗出，此为荣弱卫强，故使汗出，欲去其邪，更宜服桂枝汤。

太阳病，若下之，其气上冲，可与桂枝汤。

太阳病，发其汗，汗出不止者，其人必恶寒，小便难，四肢拘急者，宜桂枝附子汤。

太阳病，若下之，其脉促，胸中满，宜桂枝汤。

太阳病，外证未解，不可下也，宜服桂枝汤发其汗。

太阳病，下之不愈，其脉浮者为在外，汗之则愈，宜桂枝汤。

太阳病，服桂枝汤，烦热不解者，当先针风池、风府穴，乃与桂枝汤

即愈。

太阳病，自汗出，此为荣气和，卫气不和。荣行脉中，卫行脉外，复发其汗，表和即愈。宜桂枝汤。

太阳病，时自发热，汗出不愈者，此卫气不和也，当更发汗即愈。宜桂枝汤。

太阳病，发汗已解，半日后复烦躁，其脉浮数者，可复发其汗。宜桂枝汤。

太阳与阳明合病，喘而胸满，不可下也，宜麻黄汤。

太阳病，脉浮紧无汗，发热身痛，心烦目瞑，剧

者必衄，衄者欲解也，宜麻黄汤。

太阳病，头痛发热，身体骨节疼痛，恶风，无汗而喘者，宜麻黄汤。

太阳病，脉浮而数者，可发其汗，宜麻黄汤。

太阳与阳明合病而自利，宜术附汤。

太阳与阳明合病^①而不利，但呕者，宜葛根半夏汤。

太阳病，项背强，无汗而恶风者，宜麻黄汤。

太阳中风，脉浮紧，发热恶寒，身体疼痛，宜大青龙汤。

太阳病，脉浮缓，其身不痛，但重，或有轻时，无少阴证者，可大青龙汤。

太阳病，表不解，心下有水气，干呕发热，或渴或利，小腹满或喘者，宜小青龙汤。

太阳病发汗，汗解后，其人仍发热，心下悸，头眩，身体𥄂动，宜玄武汤。

太阳病不解，结热在膀胱，其人如狂，其血自下，其外不解，尚未可攻，当解其外，宜桂枝汤。外已解，小腹结者，乃可攻之，宜桃仁承气汤。

太阳病，反下之，遂利不止，汗出者，宜葛根黄连汤。

太阳病，吐、下、发汗后，而微烦，小便数，大

---

① 合病：原作"病"，据《宋本〈伤寒论〉》改。

便坚，可小承气汤。

太阳病发汗，大汗出，胃干，烦躁不得眠，其人欲饮水，当稍稍饮之，令胃气和即愈。脉浮，小便利，微热渴者，宜五苓散。

太阳病，发汗后，脉浮而数，复渴者，宜五苓散。

太阳病，汗出而渴，宜五苓散。不渴，宜茯苓散。

太阳与少阳①合病，而自利者，宜黄芩汤，呕者加半夏生姜汤。

太阳病，发汗后，腹胀满者，宜厚朴汤。

太阳病，汗后，心下痞满，宜泻心汤。

太阳病，汗出后，胃中不和，心下痞坚，干噫食臭，胁下有水气，腹中雷鸣而利，宜半夏泻心汤。

太阳病，外未解，数下之，遂夹热而利，利不止，心下痞满，表里不解，宜桂枝人参汤。

辨阳明病形证

伤寒二日，阳明受病。阳明者，胃中寒是也。宜

---

①少阳：原作"少阴"，据《唐本〈伤寒论〉》《金匮玉函经》《宋本〈伤寒论〉》改。

桂枝汤。

太阳病而发汗，汗虽出，复不解。不解者，转属阳明也。宜麻黄汤。

阳明病外证，身热汗出，而不恶寒，但恶热，宜柴胡汤。

阳明中风，头痛口苦，腹满微喘，发热恶寒，脉浮而紧，下之即小便难，宜桂枝麻黄汤。

阳明中寒，不能食，小便不利，手足濈然汗出，欲作坚症也。所以然者，胃中水谷不化故也。宜桃仁承气汤。

阳明病，能食，下之不解。其人不能食，攻其热必哕者，胃中虚冷也。宜半夏汤。

阳明病，脉迟发热，头眩，小便难，此欲作谷疸，下之必腹满，宜柴胡汤。

阳明病，当多汗而反无汗，身如虫行皮中之状，此为久虚故也。宜术附汤。

冬阳明病，反无汗，但小便利，呕而咳，手足厥，其头必痛，宜建中汤。

冬阳明病，脉浮而紧，必发潮热，其脉浮者，宜黄芩汤。

阳明病，无汗，小便不利，心中热壅，必发黄也，宜茵陈汤。

阳明病，被火灸，其额上微有汗出，小便不利者，必发黄也，宜茵陈汤。

阳明病，口干，但漱水，不欲咽者，必鼻衄也，宜黄芩汤。

阳明病，若小便少者，津液当还入胃中故也。凡发汗太过，故令大小便难，宜茯苓汤。

阳明病，当心下坚满，不可下之，宜半夏汤。

阳明病，不吐下而烦者，可与承气汤。

阳明病，其脉迟，虽汗出不恶寒，其体必重，腹满而喘，有潮热，可攻其里，手足濈然汗出，为大便已坚，宜承气汤。

阳明病，若汗出多，而微恶寒，为外未解，无潮热，不可与承气汤也。若腹大，便难，可与小承气汤，和其胃气，勿令下多。

阳明病，有潮热，大便坚，可与承气汤。若有结燥，乃可徐徐攻之。若无壅滞，不可攻之，攻之者，必腹满不能食。欲饮水者即哕，其候发热，必腹坚胀，宜与小承气汤。

阳明病，其人多汗，津液外出，胃中干燥，大便必坚，坚者则谵语，宜与大承气汤。

阳明病，谵语妄言，发潮热，其脉滑疾者，宜承气汤。

阳明病，脉浮，咽干，口苦，腹满，汗出而喘，不恶寒反恶热，心躁，谵语不得眠，胃虚，客热舌燥，宜栀子汤。

阳明病，若脉浮发热，渴而欲饮水，小便不利，宜猪苓汤。

阳明病，若脉浮迟，表热里寒，下利水谷，宜四逆汤。

阳明病，若胃中虚冷，其人能食，饮水即哕。

脉浮发热，口鼻中燥，能食者，必衄，宜黄芩汤。

阳明病，汗出而多渴者，不可与猪苓汤。汗多者，胃中燥也。汗少者，宜与猪苓汤，利其小便。

阳明病，固①下之，其外有热，手足温者，心中烦壅，饥而不能食，头有汗出，宜栀子汤。

阳明病，发潮热，大便溏，小便自利，胸胁烦满不止，宜小柴胡汤。

阳明病，胁下坚满，大便秘而呕，口燥，宜柴胡汤。

阳明病，中风，其脉浮大，短气，心痛，鼻干，嗜卧，不得汗，一身悉黄，小便难，有潮热而哕，耳前后肿，刺之虽小瘥，外若不解，宜柴胡汤。

阳明病，其脉迟，汗出多而微恶寒，为表未解，宜桂枝汤。

阳明病，脉浮无汗，其人必喘，当须发汗，宜麻

---

① 固：《医方类聚》作"因"。

黄汤。

阳明病，发热而汗出，此为热退，不能发黄也。但头汗出，身体无汗，小便不利，渴引水浆，此为瘀热在里，必发黄也。宜茵陈汤。

阳明病，其人喜忘，必有蓄血，为本有瘀热，大便必秘，宜抵当汤。

阳明病，脉实者当下，脉浮虚者当汗，下者宜承气汤，汗者宜桂枝汤。

阳明病，发作有时，汗不解，腹满痛，宜承气汤。

阳明与少阳[①]合病，而自利脉浮者，为顺也。滑而数者，有宿食，宜承气汤。

阳明病，脉浮，发热无汗，表不解，渴欲饮水，宜白虎汤。

辨少阳病形证

伤寒三日，少阳受病，口苦，干燥，目眩，宜柴胡汤。

---

①少阳：原作"少阴"，据《唐本〈伤寒论〉》《金匮玉函经》《宋本〈伤寒论〉》改。

少阳病，胁下坚满，干呕，不能饮食，往来寒热，若未吐下，其脉沉紧，可与柴胡汤。

少阳病，若已吐下，发汗谵语，服柴胡汤。若不解，此欲为狂病，随其证而治之。

少阳中风，两耳无听闻，目赤，胸中满而烦，不可吐下，吐下则悸而惊，宜柴胡汤。

伤寒病，脉弦细，头痛而发热，此为属少阳。少阳不可发汗，发汗则谵语，为属胃，胃和即愈，不和即烦而悸，宜柴胡汤。

伤寒三日，无大热，其人烦躁，此为阳去入阴故也。宜茯苓汤。

辨太阴病形证

伤寒四日，太阴受病，腹满吐食，下之益甚，时时腹痛，心胸坚满。若脉浮者，可发其汗，沉者宜攻其里也。发汗者宜桂枝汤，攻里者宜承气汤。

太阴中风，四肢烦痛，其脉阳微阴涩而长，为欲愈也，宜青龙汤。

太阴病，利而不渴者，其脏有寒，当温之，以四逆汤。

伤寒脉浮而缓，手足自温，是为系在太阴，小便不利，其人当发黄，宜茵陈汤。

太阴病不解，虽暴烦下利，十余行而自止。所以自止者，脾家实，腐秽已去故也，宜橘皮汤。

太阴病，下之后，腹满时痛，宜桂心芍药汤。若太实腹痛者，宜承气汤下之。

辨少阴病形证

伤寒五日，少阴受病，其脉微细，但欲寐。

其人欲吐而不烦，五日自利而渴者，属阴虚，故引水以自救。小便白而利者，下焦有虚寒，故不能制水而小便白也，宜龙骨牡蛎汤。

少阴病，咳而下利谵语，是为心脏有积热故也，小便必难，宜服猪苓汤。

少阴病，脉细沉数，病在里，不可发其汗，宜承气汤。

少阴病，下利止，恶寒而蜷，手足温者，可治也，宜建中汤。

少阴病，恶寒而蜷，时时自烦，不欲厚衣，宜大柴胡汤。

少阴病，而一身手足尽热，热在膀胱，必便血也，宜黄芩汤。

少阴病，其人吐利，手足不逆，反发热者，宜葛根半夏汤。

少阴病，始得之，其人发热，脉反沉者，宜麻黄附子汤。

少阴病，身体痛，手足寒，脉沉者，宜四逆汤。

少阴病，下利，便脓血者，桃花汤。

少阴病，其人吐利，手足逆，烦躁者，宜吴茱萸汤。

少阴病，下利咽痛，胸满心烦，宜猪苓汤。

少阴病，咽痛者，宜甘草桔梗汤。

少阴病，下利，宜白通汤。

少阴病，下利，服白通汤止后，厥逆无脉烦躁者，宜白通猪苓汤。其脉暴出者死，微微续出者生。

少阴病，四肢心腹痛，小便不利，或咳或呕，此为有水气，宜玄武汤。

少阴病，下利水谷，里寒外热，手足厥逆。脉微欲绝，身反恶寒，其人面赤，或腹痛，或干呕，或咽痛，或时利止而脉不出者，宜四逆汤。

少阴病，下利，咳而呕，烦渴，不得眠卧，宜猪苓汤。

少阴病，口燥咽干，急下之，宜承气汤。

少阴病，利清水，色青者，胸心下必痛，口干燥者，宜大柴胡汤。

少阴病，其人腹满，不大便者，急下之，宜承气汤。

少阴病，其脉沉者，急当温之，宜四逆汤。

少阴病，其人饮食则吐，心中温温欲吐，复不能吐，手足寒，脉弦迟，此胸中实，不可下也，当宜吐之，宜瓜蒂散。

少阴病，若膈上有寒，欲干呕者，不可吐，当温之，以四逆汤。

辨厥阴病形证

伤寒六日，厥阴受病，其脉微浮，为欲愈，不浮为未愈也，宜建中汤。

伤寒六日，渴欲饮水者，宜猪苓汤。

伤寒六日，烦满而囊缩，此则毒气在脏，可下而愈，宜小承气汤。

伤寒六日，身体热，恶风，颈项强，胁下满，手足温而渴，宜小柴胡汤。

伤寒六日，阳脉涩，阴脉弦，当腹中急痛，先与小建中汤，不瘥，宜大柴胡汤。

　　伤寒六日，发汗、吐下后，虚烦不得眠，剧者心神颠倒，宜栀子汤。

　　伤寒六日，已发汗及下之，其人胸胁满，大便微结，小便不利而不呕，但头汗出，往来寒热而烦，此为未解，宜小柴胡桂枝汤。

　　伤寒六日，发热，微恶寒，肢节烦疼，心下支满，外证未去，宜柴胡桂枝汤。

　　伤寒六日，大下之后，身热不去，心中结痛，此为欲解，宜栀子汤。

　　伤寒六日，下之，胸满烦惊，小便不利，谵语，一身不可转侧，宜柴胡汤。

　　伤寒六日不解，结热在里，但热，时时恶风，大渴，舌干烦躁，宜白虎汤。

　　伤寒六日，风寒相搏，身体疼痛，不能转侧，脉浮虚而涩，宜术附汤。

　　伤寒病，六日后，至八日九日，如疟，热多寒少，一日再发，其脉微缓者，为欲愈。脉微而恶寒者，为阴明俱虚，不可复吐下也，发汗面色赤有热者，为欲解，宜服桂枝麻黄汤。

辨伤寒热病两感证候

　　夫热病者，皆伤寒之类也，或愈或死，其死皆以六七日间，其愈皆以十日以上者，何也？夫巨阳者，诸阳之属也，其脉连于风府，故为诸阳主气。人之于寒也。故则为病热，热虽甚不死，其两感于寒而病者必死。

　　夫两伤于寒病者，一日则巨阳与少阴俱病，故头痛、口干，烦满而渴。

　　二日，足阳明与足太阴俱病，则腹满，体热，不食，谵语。

　　三日，足少阳与足厥阴俱病，则耳聋，囊缩，水浆不入口，则不知人，六日而死矣。是为六经阴阳表里也。

　　阳为腑，主表。阴为脏，主里。脏腑俱病，故曰两感。三日而死者，为一日两经受病，故云两感，是表里俱病，故六日而死矣。

辨伤寒热病不可治形候

伤寒，三部脉阴阳俱盛，大汗出不解者，不可治。

伤寒，阴阳俱虚，热不止者，不可治。

伤寒，脉至乍数乍疏者，不可治。

伤寒，谵言妄语，身有热，脉浮大，手足温者生。脉沉细，手足逆冷者，不可治。

伤寒，咳而上气，其脉散者，不可治。

伤寒，热盛，脉浮大者生，沉小者不可治。

伤寒，已得汗，脉沉小者生，浮大者不可治。

伤寒，谵语，直视而喘者，不可治。

伤寒，下利厥逆，躁不能卧者，不可治。

伤寒，发热下利，至厥不反者，不可治。

伤寒病，恶寒，蜷而利，手足逆者，不可治。

伤寒五六日，脉微细沉，但欲卧，汗出不烦，时自吐利，复烦躁，不得卧寐者，不可治。

伤寒六七日，喘息高者，不可治。

伤寒，发汗不出，若大灌发者，不可治。

伤寒，泄而腹满甚者，不可治。

伤寒，目不明，热不已者，不可治。

伤寒，老人、婴儿热而腹满者，不可治。

伤寒，汗不出，呕血者，不可治。

伤寒，舌本烂，热不已者，不可治。

伤寒，咳血而衄，汗不出，出不至足者，不可治。

伤寒，髓热者，不可治。

伤寒，热而痉者，不可治。

伤寒热病，腰折瘛疭，齿噤者，不可治。

伤寒，四逆恶寒，脉不至，其人不热而燥者，不可治。

热病，脉代者，一日死。

热病二三日，身体热，腹痛头痛，食饮如故，脉直而疾者，至八日不可治。

热病三四日，腰以下不得汗，脉大疾者生，脉细小难得者，不可治。

热病四五日，头不热，腹不痛而吐，脉来微细，至十二日不可治。

热病七八日，其脉微小，便如黑，口干，脉代，舌焦干黑者，不可治。

热病七八日，脉微小，病人便血，口中干，一日半而死。

热病七八日，脉不躁不数，后三日中有汗，三日不汗者，死。

热病八九日，头不疼，身不痛，目不赤，色不变，而反利，脉来叠叠，按不弹手，时大，心下坚者，至十七日不可治。

热病已得汗，而脉尚躁盛，此阴脉之极也，死。

热病，脉常盛躁，而不得汗者，此阳脉之极也，死。脉盛躁得汗者，生也。

热病已得汗，体热不去者，不可治。

热病，其人瀼瀼大热，脉细小者，不可治。

热病，下利不止，腹中痛甚者，不可治。

辨可发汗形证

大法，春夏宜发汗。

凡发汗，欲令手足周遍，汗出漐漐益佳，不欲流离。病若不解，当复发汗。汗多则无阳，虚则不得重发汗也。

凡欲发汗，中病便止，不必须尽意也。

太阳病，脉浮数者，宜发汗也。

太阳病，脉浮大数者，宜发汗也。

阳明病，脉迟，汗多而微恶寒者，外未解，宜发汗。

阳明病，脉浮数者，宜发汗。

太阳病，常自微微汗出，更宜发汗。

凡脉浮而紧者，浮则为风，紧则为寒，宜发汗。

太阳病，下之微喘者，外未解也，宜发汗。

太阳病，发热汗出而恶寒，宜发汗。

辨不可发汗形证

凡脉沉数，病在里，不可发汗，无阳故也。

凡脉尺中迟，不可发汗，荣卫不足，血少故也。

凡脉微，软弱者，不可发汗。

凡咽中闭塞，不可发汗。

凡腹中有动气在左右者，不可发汗。

凡有动气在上，不可发汗，发汗则气冲于上，在心端也。

凡有动气在下者，不可发汗，发汗则心中大烦，目眩，恶寒，饮食则吐。

凡诸动气脉微弱者，皆不可发汗，汗则小便难，脬中干，烦躁也。

凡咽燥者，不可发汗。

凡失血者，不可发汗，发汗必恍惚心乱。

凡积热在脏，不宜发汗，汗则必吐，口中烂，生疮。

凡下利水谷，忌攻其表，汗出必胀满。

咳嗽，小便利者，不可攻其表，汗出即逆。

辨可吐形证

凡服汤吐者，中病便止，不必尽剂也

大法，春夏宜吐。

凡病头不强痛，寸口脉浮，胸中痞满，上冲喉咽，不得息，此为有痰，当宜吐之。

夫胸心满实，胸中郁郁而痛，不能食，多涎唾，下利，其脉迟反逆，寸口脉数，此可吐也。

病者手足冷，脉乍结，在胸心下而烦，饥不能食，病在胸中，当宜吐之。

伤寒，胸满，痰逆，干呕，热嗽，及肺壅唾脓等，宜吐之。

夫宿食在胃管，宜吐之。

辨不可吐形证

太阳病，恶寒而发热，自汗出而反不恶寒热，关上脉细数者，不可吐之。

少阴病，其人欲食，入则吐，心中温温欲吐，复不能吐，手足寒，脉弦迟，干呕，此膈上有寒，不可吐之，当宜温也。

诸四逆者，不可吐之。

诸虚羸，不可吐之。

新产者，不可吐之。

病者恶寒，而不欲近衣，不可吐之。

辨可下形证

大法，秋宜下。

凡服汤胜丸，中病便止，不必尽之。

少阴病，得之口燥咽干，宜急下之。

伤寒，病人腹满，不大便者，亦然。

伤寒下痢，三部脉皆和，按其心下坚，宜急下之。

伤寒下痢，脉迟滑者，实也，其痢未得便止，当更宜下之。

伤寒病，腹中满痛者，为实，当宜下之。

伤寒脉数而滑者，有宿食，当下之，则愈。

伤寒六七日，目中瞳子不明，无外证，大便难，微热者，此为实，宜急下之。

太阳病七八日，脉微浮者，其人发狂，此下焦有热，小腹当坚而满，小便自利，下血乃愈，瘀热在里故也，宜下之。

阳明病，但头汗出，其身无汗，小便不利，渴引①水浆，此为瘀热在里，身必发黄，宜急下之。

伤寒有热，而小腹满者，小便反利，为有蓄血，当宜下之。

伤寒病五六日，不大便，绕脐痛，烦躁汗出者，此为有结，汗出后则暂解，日晡则复发，脉实者，当宜下之。

伤寒七八日，身黄如橘，小便不利，其腹微满者，宜下之。

阳明病，其人多汗，津液越出，胃中有热，大便必坚，宜下之。

伤寒，大下后，六七日不大便，烦热不解，腹满

---

① 引：原作"计"，据《宋本〈伤寒论〉》改。

如痛者，此有宿食，宜下之。

伤寒病，小便不利，大便乍难乍易，时有微热，不能卧，此胃内有结燥故也，宜下之。

辨不可下形证

伤寒，脉濡而弱，阳气不足，不可下之，下之则心下痞，津液内竭，咽燥，鼻干也。

伤寒，脉浮而紧，浮则为风，紧则为寒，风则伤荣，寒则伤卫，荣卫俱病，骨节烦疼，当发其汗，而不可下也。

伤寒，脉浮濡弱，不得发汗，无阳故也。阳亡虚尺^①中弱涩者，不可下。

伤寒结胸证，其脉浮大，不可下，下之即死矣。

太阳与阳明合病，喘促胸满，不可下。

太阳与少阳合病，心下坚，颈项强而眩，不可下也。

夫四逆病厥者，不可下也。

夫病欲吐者，不可下也。

---

①尺：原作"尽"，据《宋本〈伤寒论〉》改。

夫病有外证未解，不可下之，下之为逆也。

夫病发于阳，而反下之，热入于咽，作结胸也。

太阴病，其人腹满吐食，不可下，下之益甚。

少阳病，当心下坚满，不可下，下之，后利不止
者死。

辨可灸形证

少阴病，其人虽里和，其病恶寒者，宜灸之。

少阴病，吐利，手足逆而发热，脉不足者，灸其
少阴。

夫吐下，手足厥，无脉者，当其厥阴灸之，不温
及微喘者死。

伤寒六七日，脉数，手足厥，烦躁不已，灸厥阴，
不顺者死。

辨不可灸形证

凡微数之脉，不可灸，因热为邪，必致烦逆，内有损骨伤筋血枯之患。脉当以汗解，反以灸之，邪无所去，因火而盛，病当必重，此为逆治。若欲解者，当发其汗而解也。

辨可火形证

凡下利后，下部中痛，当温之，宜炒枳实，若熬盐等熨之。

辨不可火形证

伤寒，寸口脉浮而弱，即血气虚，卫气微，其脉浮则汗出如流珠，卫气微，荣气虚，故脉浮汗出也。

太阳病中风，以火劫其汗，风被火热，即令血气流洗，当有潮热，其身发黄，阳盛即衄，阴虚即小便难。阴阳俱虚竭，身体枯燥，但头汗出，至颈而还，腹满微喘，口干咽烂，或不大便，甚者哕，手足躁扰，循衣摸床，苦心下满。小便利者，其人可治。小便不利者，不治。

伤寒，脉浮，而以火逼劫，汗即亡阳，必惊狂，卧起不安。

太阳病，以火熏之，不得汗者，其人必燥结。若不结，必下清血，其脉躁者，必发黄也。

太阳病，而熨其背，大汗必出，火气入胃，胃中干渴，必发谵语。

辨可水形证

太阳病瘥后，胃中干燥，不得眠睡，渴欲饮水，当稍稍饮之，即愈也。

若呕吐，热在膈上思水者，与五苓散，即可饮水也。

伤寒七八日，大渴，欲饮水，然当与之，常令不足，勿极意也。

凡伤寒病，能饮水者，为欲愈也。若不渴而强与之，因此成祸者，其数多矣。

辨不可水形证

凡发汗后饮水，水灌之，其人必喘。

水药不得入口，入则为逆。

伤寒结胸，无热证者，宜与平和之药，若以水灌之，益令热不得出。当汗而不汗，即烦，微令汗出后，腹中痛，可服和气止痛之药。

寸口脉浮大，医反下之，此为大逆。浮则无血，大则为寒，寒气相搏，即为腹鸣。医不知，而反饮其水，令汗大出，水得寒气，冷必相搏，其病必甚也。

辨可温形证

大法，冬宜热药。

凡病发热头痛，脉浮数，身有疼痛，宜温其里[①]。

---

① 里：原作"表"，误。

太阳病，下利不渴，其脏有寒，当宜温之。

其人欲食，入则吐，手足寒，脉弦迟，此为中寒，不可吐下也，当宜温之。

少阴病，其脉沉者，急当温之。

下利不食者，当宜温之。

下利，脉迟紧，为痛未止。

下利，脉浮大者，此皆为虚，宜温之。

凡脉浮革者，自腹鸣，若渴之，与水者，必哕，宜温之。

夫病下之后，续得下利，水谷不止，身体疼痛，急当救里，宜温之，与治中四逆附子汤，诸温药之辈。

伤寒三阴三阳应用汤散诸方

桂枝汤方：

桂枝一两　赤芍药一两　甘草半两，炙微赤，锉

上件药，捣筛为散，每服四钱，以水一中盏，入生姜半分，枣三枚，煎至六分，去滓，不计时候热服。

桂枝附子汤方：

桂枝一两　附子一两，炮裂，去皮、脐　赤芍药一两　甘草半分，炙微赤，锉

上件药，捣筛为散，每服四钱，以水一中盏，入生姜半分、枣三枚，煎至五分，去滓，不计时候热服。

桂枝芍药汤方：

桂枝一两　赤芍药一两　人参一两，去芦头　甘草半两，炙微赤，锉

上件药，捣粗筛为散，每服四钱，以水一中盏，入生姜半分、枣三枚，煎至五分，去滓，不计时候热服。

桂枝麻黄汤方：

桂枝一两　麻黄一两，去根节　赤芍药一两　杏仁一两，汤浸去皮、尖、双仁，麸炒微黄　甘草半两，炙微赤，锉

上件药，捣筛为散，每服四钱，以水一中盏，入生姜半分、枣三枚，煎至五分，去滓，不计时候热服。

桂枝人参汤方：

桂枝二两　人参一两，去芦头　白术一两　干姜一两，炮裂，锉　甘草一两，炙微赤，锉

上件药，捣筛为散，每服三钱，以水一中盏，煎至五分，去滓，不计时候温服。

麻黄汤方：

麻黄二两，去根节　桂枝一两　杏仁一两，汤浸去皮、尖、双仁，麸炒微黄　甘草半两，炙微赤，锉

上件药，捣筛为散，每服四钱，以水一中盏，入

生姜半分、枣三枚，煎至五分，去滓，不计时候温服。

麻黄附子汤方：

麻黄二两，去根节　附子一两，炮裂，去皮、脐
甘草半两，炙微赤，锉

上件药，捣筛为散，每服四钱，以水一中盏，入
生姜半分、枣三枚，煎至六（五）分，去滓，不计时
候热服。

术附汤方：

白术一两　附子一两，炮裂，去皮、脐　桂枝一
两　甘草半两，炙微赤，锉

上件药，捣筛为散，每服四钱，以水一中盏，入
生姜半分、枣三枚，煎至五分，去滓，不计时候温服。

小柴胡桂枝汤方：

柴胡一四，去苗　桂心一两　黄芩一两　人参一
两，去芦头　半夏一两，汤洗七遍，去滑　赤芍药一
两　甘草半两，炙微赤，锉

上件药，捣筛为散，每服四钱，以水一中盏，入
生姜半分、枣三枚，煎至五分，去滓，不计时候热服。

大柴胡汤方：

柴胡二两，去苗　枳实半两，麸炒微黄　黄芩一
两　赤芍药一两　半夏一两，汤洗七遍，去滑

上件药，捣筛为散，每服四钱，以水一中盏，入
生姜半分、枣三枚，煎至五分，去滓，不计时候热服。

小柴胡汤方：

柴胡一两，去苗　黄芩一两　人参一两，去芦头　半夏一两，汤浸七遍，去滑　甘草半两，炙微赤，锉

上件药，捣罗为散，每服四钱，以水一中盏，入生姜半分、枣三枚，煎至五分，去滓，不计时候热服。

葛根汤方：

葛根二两，锉　麻黄二两　赤芍药一两　桂心一两　甘草半两，炙微赤，锉

上件药，捣筛为散，每服四钱，以水一中盏，入生姜半分、枣三枚，煎至五分，去滓，不计时候热服。

葛根半夏汤方：

葛根一两，锉　半夏一两，汤洗七遍，去滑　桂心一两　甘草半两，炙微赤，锉　麻黄一两，去根节　赤芍药一两

上件药，捣筛为散，每服四钱，以水一中盏，入生姜半分、枣三枚，煎至五分，去滓，不计时候热服。

半夏汤方：

半夏一两，汤洗七遍，去滑　桂心一两　甘草半两，炙微赤，锉

上件药，捣筛为散，每服五钱，以水一中盏，入生姜半分、枣三枚，煎至五分，去滓，不计时候温服。

厚朴汤方：

厚朴一两，去粗皮，涂生姜汁，炙令香熟　半夏

二两，汤洗七遍，去滑　人参一两，去芦头　甘草一两，炙微赤，锉

上件药，捣筛为散，每服四钱，以水一中盏，入生姜半分，煎至五分，去滓，不计时候温服。

葛根黄连汤方：

葛根二两，锉　黄连半两，去须　黄芩一两　甘草半两，炙微赤，锉

上件药，捣筛为散，每服四钱，以水一中盏，煎至五分，去滓，不计时候温服。

神丹丸方：

朱砂一两，细研，水飞过　附子一两半，炮裂，去皮、脐　川乌头一两半，炮裂，去皮、脐　半夏一两，汤洗七遍，去滑　赤茯苓一两　人参一两，去芦头

上件药，捣罗为末，炼蜜和丸，如梧桐子大，每服，以生姜汤下五丸，良久吃热粥一盏投之。以得汗为度。

瓜蒂散方：

瓜蒂一两　赤小豆四两

上件药，捣细罗为散，每服二钱，以温水调服，药下便卧，即当有吐，候食顷若不吐，即再服之，如更不吐，即增药服之，以吐为度，吐出青黄如菜汁者为佳。若吐少病除者，次日如前法更服，可至再三，

不令虚也。药力过时不吐，即服热汤一盏，以助药力。若服药过多者，饮冷水解之。

甘遂散（一名水导散）方：

甘遂半两，煨令微黄　白芷半两

上件药，捣细罗为散，每服一钱，以温水调服。

蒸法出汗：

白以薪火烧地，良久扫去火，微用水洒地。取蚕沙、桃叶、柏叶、糠及麦麸等，皆可用之，铺着地上，令厚二三寸，布席卧。上盖覆。以汗出为度，不得过热，当审细消息，汗少，周身便佳，汗不止，后以粉粉之，勿令汗出过多也。

六味青散方：

川乌头一两，炮裂，去皮、脐　桔梗一两，去芦头　白术一两　附子一两，炮裂，去皮、脐　防风一两，去芦头　细辛一两

上件药，捣细罗为散，每服二钱，以生姜汤调服，服药后食顷，不汗出者，饮稀粥一盏以发之，暖覆汗出，漐漐可也，勿令流离汗出。若汗大出不止者，温粉粉之，如未得汗者，当更服之，以得汗为度。

大青龙汤方：

麻黄二两，去根节　桂心一两　杏仁一两，汤浸，去皮、尖、双仁，麸炒微黄　石膏一两

上件药，捣筛为散，每服四钱，以水一中盏，入

生姜半分、枣三枚，煎至五分，去滓，不计时候温服。

小青龙汤方：

麻黄二两，去根节　赤芍药一两　细辛一两　桂心一两　五味子一两　干姜一两，炮裂，锉　半夏一两，汤洗七遍，去滑

上件药，捣筛为散，每服四钱，以水一中盏，煎至五分，去滓，不计时候温服。

橘皮汤方：

陈橘皮一两，汤浸，去白瓤，焙　生姜一两

上件药，细锉和匀，分为四服，每服以水一中盏，煎至六分，去滓，不计时候温服。

竹叶汤方：

竹叶每服入二七片，细切　石膏二两　麦门冬一两，去心　半夏一两，汤洗七遍，去滑　人参一两，去芦头　甘草一两，炙微赤，锉

上件药，捣筛为散，每服四钱，以水一中盏，入生姜半分，煎至五分，去滓，不计时候温服。

猪苓汤方：

猪苓一两，去黑皮　赤茯苓一两　泽泻一两　阿胶一两，捣碎，炒令微黄　滑石一两

上件药，捣筛为散，每服四钱，以水一中盏，煎至五分，去滓，不计时候温服。

五苓散方：

赤茯苓一两   猪苓一两，去黑皮   白术一两   泽泻一两   桂心一两

上件药，捣筛为散，每服四钱，以水一中盏，入生姜半分、枣三枚，煎至五分，去滓，不计时候热服，以汗出为度。

赤茯苓汤方：

赤茯苓一两   桂心一两   甘草半两，炙微赤，锉

上件药，捣筛为散，每服四钱，以水一中盏，入生姜半分、枣三枚，煎至五分，去滓，不计时候热服。

甘草桔梗汤方：

甘草一两，炙微赤，锉   桔梗一两，去芦头

上件药，捣筛为散，每服五钱，以水一中盏，煎至五分，去滓，不计时候温服。

茵陈汤方：

茵陈一两   栀子仁一两   川大黄一两，锉碎，微炒

上件药，捣筛为散，每服四钱，以水一中盏，煎至五分，去滓，不计时候温服。

栀子汤方：

栀子仁一两   甘草一两，炙微赤，锉

上件药，捣筛为散，每服四钱，以水一中盏，入豉五十粒，煎至五分，去滓，不计时候温服。

泻心汤方：

川大黄一两，锉碎，微炒　黄连半两，去须

上件药，并细锉和匀，每服半两，以水一大盏，煎至五分，去滓，不计时候温服。

半夏泻心汤方：

半夏二两，汤洗七遍，去滑　黄芩一两　干姜一两，炮裂，锉　人参一两，去芦头　甘草半两，炙微赤，锉　黄连一两，去须

上件药，捣筛为散，每服四钱，以水一中盏，入生姜半分、枣三枚，煎至五分，去滓，不计时候温服。

干姜汤方：

干姜一两，炮裂，锉　甘草一两，炙微赤，锉

上件药，捣筛为散，每服三钱，以水一中盏，煎至五分，去滓，不计时候温服。

黄芩汤方：

黄芩一两　赤芍药一两　甘草半两，炙微赤，锉

上件药，捣筛为散，每服四钱，以水一中盏，煎至五分，去滓，不计时候温服。

抵当汤方：

水蛭半两，微炒　虻虫半两，微炒　桃仁半两，汤浸去皮、尖、双仁，麸炒微黄　川大黄一两，锉碎，微炒

上件药，捣筛为散，每服三钱，以水一中盏，煎

至五分，去滓，不计时候温服。

白虎汤方：

知母二两　　石膏三两　　甘草一两，炙微赤，锉

上件药，捣筛为散，每服五钱，以水一大盏，入粳米五十粒，煎至五分，去滓，温服。

玄武汤方：

赤茯苓一两　　赤芍药一两　　附子一两，炮裂，去皮、脐　　白术一两

上件药，捣筛为散，每服四钱，以水一中盏，入生姜半分、枣三枚，煎至五分，去滓，不计时候热服。

建中汤方：

桂心一两　　白芍药一两　　甘草半两，炙微赤，锉

上件药，捣筛为散，每服四钱，以水一中盏，入生姜半分、枣三枚，煎至五分，去滓，后入饧半两和匀，不计时候热服。

龙骨牡蛎汤方：

龙骨一两　　牡蛎一两，烧如粉　　桂心半两　　甘草半两，炙微赤，锉

上件药，捣筛为散，每服三钱，以水一中盏，煎至五分，去滓，不计时候温服。

四逆汤方：

附子一两，炮裂，去皮，脐　　干姜一两，炮裂，锉　　甘草一两，炙微赤，锉

上件药，捣筛为散，每服四钱，以水一中盏，入枣三枚，煎至五分，去滓，热服。

当归四逆汤方：

当归一两　桂心一两　细辛一两　白芍药一两　木通半两，锉　甘草半两，炙微赤，锉

上件药，捣筛为散，每服五钱，以水一中盏，入生姜半分、枣三枚，煎至六分，去滓，不计时候温服。

桃仁承气汤方：

桃仁半两，汤浸去皮、尖、双仁，麸炒微黄　桂心半两　川大黄一两，锉碎，微炒　川朴消一两　甘草半两，炙微赤，锉

上件药，捣筛为散，每服四钱，以水一中盏，煎至五分，去滓，不计时候温服。

大承气汤方：

川大黄一两，锉碎，微炒　厚朴半两，去粗皮，涂生姜汁，炙令香熟　枳实半两，麸炒微黄　川芒硝一两

上件药，捣筛为散，每服四钱，以水一中盏，煎至五分，去滓，不计时候温服，以利为度。

小承气汤方：

川大黄一两，锉碎，微炒　川芒硝一两　甘草半两，炙微赤，锉

上件药，捣筛为散，每服四钱，以水一中盏，煎

至五分，去滓，不计时候温服。

桃花汤方：

桃花石二两，捣碎　干姜半两，炮裂，锉　粳米半合

上件药，以水二大盏，煎至一大盏，去滓，分为二服，食前服之。

吴茱萸汤方：

吴茱萸一两，汤浸七遍，焙干，微炒　人参二两，去芦头

上件药，捣筛为散，每服三钱，以水一中盏，入生姜半分、枣三枚，煎至五分，去滓，不计时候热服。

白通汤方：

附子一两，炮裂，去皮、脐　干姜一两，炮裂，锉

上件药，捣筛为散，每服四钱，以水一中盏，入葱白二茎，煎至五分，去滓，不计时候热服。

大陷胸汤方：

川大黄一两，锉碎，微炒　川芒硝一两　甘遂半两，煨令微黄

上件药，捣筛为散，每服二钱，以水一中盏，煎至五分，去滓，不计时候温服。

小陷胸汤方：

黄连一两，去须　半夏二两，汤洗七遍，去滑

栝楼一枚

上件药，并细停，每服半两，以水一大盏，入生姜半分，煎至五分，去滓，不计时候温服。